心理学与心理调节

王利利◎著

天地出版社 | TIANDI PRESS

图书在版编目（CIP）数据

心理学与心理调节 / 王利利著 . —成都：天地出版社，2018.10（2023 年 12 月重印）
ISBN 978-7-5455-4067-3

Ⅰ . ①心… Ⅱ . ①王… Ⅲ . ①心理学—通俗读物②心理调节—通俗读物 Ⅳ . ① B84-49 ② R395.6-49

中国版本图书馆 CIP 数据核字（2018）第 155991 号

XINLIXUE YU XINLI TIAOJIE
心理学与心理调节

出 品 人　杨　政
著　　者　王利利
责任编辑　陈素然
封面设计　张合涛
内文排版　乐律文化
责任印制　王学锋

出版发行　天地出版社
（成都市锦江区三色路 238 号　邮政编码：610023）
（北京市方庄芳群园 3 区 3 号　邮政编码：100078）
网　　址　http://www.tiandiph.com
电子邮箱　tiandicbs@vip.163.com
经　　销　新华文轩出版传媒股份有限公司

印　　刷　三河市嘉科万达彩色印刷有限公司
版　　次　2018 年 10 月第 1 版
印　　次　2023 年 12 月第 3 次印刷
开　　本　925mm × 660mm　1/16
印　　张　18
字　　数　184 千
定　　价　59.80 元
书　　号　ISBN 978-7-5455-4067-3

前 言

在日常生活中，我们总是会遇到各种不顺心的事，让我们变得心烦、紧张、痛苦、抑郁……有的人会因此而自暴自弃，变得消极颓丧，从而阻碍了自身的发展；而有的人却可以通过努力将其化解，并转化为积极的行动，从而促进自身的发展。其实，两者的区别就在于自己是否能够转变心态、自我调适，实现自愈。

佛法有云："一水四见。"对于人们而言，水就是水；对于河中的鱼儿而言，则是它们赖以生存的环境；对于鬼道众生而言，则是烈火；对于天神而言，则是晶莹剔透的水晶。何谓一水四见呢？即一切的想法都是从心而生的，同样都是水，不同的心态就有不同的看法和见解。

比如，在同一个家庭中生长的两个孩子，虽然他们的生长环境和条件是一样的，但两个孩子看待问题的态度和想法却完全不同：老大认为自己生长在一个有父母疼爱的温馨家庭中，老二则认为自己生活在一个冰冷而毫无感情的地狱中。因为老大的心是敞开的、是充满爱意的，所以他觉得自己是最幸福的人，在他眼中家里时时被温馨的气氛所笼罩；而老二的内心是封闭的、是充满悲戚的，所以他觉得家如同冰冷而凄凉的地狱。

所以，我们就像是一块磁铁，当我们处于愉悦、快乐等积极状态中时，我们就会感觉整个世界都是充满爱意和善意的，美好的事物自然也会为我们所吸引；如果我们总是处于悲观、郁闷等消极状态中，我们就会感觉周围的一切都是充满了怨气和消极意义的，负面的东西自然也会围绕在我们身边。

那么，我们如何才能心向阳光，踏上心灵的平静之路呢？本书就详尽地为大家分析和破解内心的“大魔咒”，让我们自己能够清除掉那些潜藏在内心的焦虑、自卑、愤怒、恐惧、抑郁等负面情绪，并深入浅出地告诉我们如何重塑自我、安顿身心，走出内心深处的心理阴影。所以，你还在等什么呢？与我们一起打开这本书，来一场自我治愈之旅吧。

目　录

Part1 战挫有术：从败局中找到取胜的招数

Part2 战胜恐惧：打开心灵的“枷锁”

Part3 浇灭愤怒：别让愤怒之火烧伤自己

Part4 克服自卑：拆除捆绑手脚的桎梏

Part5 降服焦虑：让“隐性杀手”无处遁形

Part6 缓解压力：做好生活的加减法

Part7 治疗抑郁：告别心灵感冒，多与阳光接触

Part10 创造快乐：丰盈内心，塑造好心态

Part1

战挫有术：从败局中找到取胜的招数

在围棋中，有一个“妙手”的术语，意思是最精妙的下法，即一着妙手就能化解所处的困境，可以将败局扭转，一举获得胜利。其实，在日常生活中，当我们面对挫折时，也应该如此，要意识到挫折也别具“情调”，积极地寻找对策，在最短的时间里从败局中找到胜招，最终扭转败局。

挫折为何总是如影相随

丁蕾上小学的时候，妈妈就因病去世了，所以她与爸爸一直生活在一起。爸爸对她相当疼爱，总是事事都顺着丁蕾，凡事都替丁蕾操心，所以，丁蕾从小到大都不曾考虑过什么事情，都是爸爸为她准备好了一切：选文科还是理科、上哪所大学……

最近，大学即将毕业的丁蕾要面临找工作。很多同学都早早地离开学校找实习工作，而丁蕾却总是打电话问爸爸自己该找什么样的工作。爸爸毕竟能力有限，在这方面无法给丁蕾更多的建议。最后，丁蕾就像一只没头的苍蝇似的乱撞。结果，大半年过去了，很多同学都已经找到了工作，丁蕾却还是四处晃荡，不知道自己该做什么。这让她感到很受挫，也不知道该怎么办。

后来，找不到工作的丁蕾只好回老家。爸爸为了帮女儿找一份工作天天忙前忙后，终于托人找了一份行政前台的工作。可是，丁蕾在那里做了几天后却不愿做了，因为工作上的事务太多了，她常常忙不过来，所以很多事情总是出错，这让她感到很有挫败感。其实，丁蕾口中所谓的“事务”只是一些简单的工作，只要她静下心来就能处理好。但没有任何耐心的她却不愿坚持，最终，做了两周后她再次回家了。

可是，丁蕾却不从自身找原因，而是不断抱怨，为何自己总是遇到这么多不顺的事情，为什么挫折总是跟着自己呢？

所谓的挫折，就是指个人在从事有目的的活动时遇到各种干扰和障碍，从而导致目标无法实现，个人的需要也得不到满足。挫折包括两层含义：一个是挫折情境，另一个是挫折反应。挫折情境是指阻碍目标实现的各种因素，其中包括自然环境、社会环境等因素；挫折反应则是指因为某种障碍导致需要得不到满足，从而会产生愤怒、焦虑等情绪反应。一般来说，当个人遭到挫折时，挫折情境与挫折反应总是紧密相连的。

那么，挫折为何总是与我们如影相随呢？造成挫折的原因有哪些呢？有专家表示，造成挫折的原因有很多方面，总体而言，分为客观原因和主观原因两个方面。

一是客观原因。客观原因包括家庭因素和社会因素两方面。有专家表示，家庭是人产生挫败感的“温床”。家庭的经济状况、父母对孩子的教育方式、家庭成员之间的关系等都会影响人们的心理。而父母如果过分溺爱、亲子关系比较疏远等都会让人很容易产生挫败感。比如，上文中丁蕾由于爸爸的过分溺爱，从而导致她对爸爸依赖性非常强，一旦遇到一点小事就很容易产生挫败感。

社会因素是指个人在社会生活中会受到人为因素的限制，这包括经济、文化教育、道德法律等约束。比如，大学里所学的专业知识，在工作岗位上无法充分地发挥，就会产生一种挫败感。这不仅会对人的动机构成挫折，还会对个人的行为产生很大的影响，所以这要比家庭因素所产生的心理挫折更大。

二是主观原因。主观原因包括两方面，一方面是因为个人的个性特征、能力不足等导致自己所追求的目的无法达到而产生的心理挫折。比如，如果一个人的实际能力高于自己的抱负水平，就很容易得到成就感；反之，如果一个人的实际能力低于自己的抱负水平，就会产生挫败感。

另一方面是因为个人动机的冲突而产生的挫折。在日常生活中，我们总是有各种动机，由于它们性质相似或相反而强度接近，让人难以取舍，从而形成了动机的冲突。比如，小李既想与朋友去看某个展览，又想去参加同学聚会，可是它们的时间有冲突。这就是动机的冲突，又称为动机的斗争。

一般来说，由于每个人对挫折的容忍力不同，所以对挫折的感受程度也不一样。有的人即使遭遇很大的挫折，也不会气馁，而有的人则稍微遇到一点小困难就会意志消沉。

人生并不是一帆风顺的，在日常生活中，我们总是会遇到各种挫折和困难，那么，如何面对挫折呢？对此，有专家提出建议：一是学会正视挫折，相信挫折是可以克服的。强者之所以成为强者，正是因为他们遇到挫折不曾软弱和消沉。二是乐观对待挫折。研究表明，性格开朗、乐观的人与郁郁寡欢的人相比更易化解挫折。所以，只有学会乐观地对待挫折，最终才能战胜挫折。三是主动向专业人士咨询。当遭遇挫折导致心理失衡时，要积极主动地寻求专业人员的帮助，从而让自己尽快走出挫败的阴影。

你的“挫折容忍度”有多大

杜虎是一名博士生，从小到大，他都因为优异的成绩而得到他人的艳羡和称赞。可最近，他却因为追求一个女生被拒而变得沮丧和消沉。

起初，杜虎以为像自己这么优秀的人，想要追求自己喜欢的女生是非常容易的事，所以他就直接向那个中意的女生表白了。可是，对方却果断拒绝了杜虎，并对他说：“对不起，我不喜欢你这种类型的男生。”这让杜虎内心很受挫，做什么事情都提不起精神：不愿去上课，也不愿与朋友去外面吃饭，天天闷在自己的住处。

与他要好的同学和朋友得知他的这种境况，都来劝解他“心胸要放宽一些，被人拒绝并不是什么大不了的事情，谁都会遇到这种情况”。可不管他人如何费尽口舌劝说，杜虎就是听不进去，变得异常消沉。

没过多久，一个爆炸性的新闻传了出来：杜虎在拒绝他表白的女生所住的宿舍跳楼自杀了！这让认识杜虎的同学和朋友无不感到震惊。很多人都对他的离去感到遗憾和惋惜，他们对此议论纷纷：有的人说，他学历这么高、条件这么好，还担心找不到女朋友吗？

为何被一个女生拒绝了，竟然会做出这种举动呢？还有的人说，他是不是太过死心眼了，天涯何处无芳草啊；更有人说，这人也太没有出息了，因为这点小挫折就选择轻生，真是“玻璃心”，抗挫能力也太低了吧……

在人生的道路上，挫折总是毫无预警地从各个方向朝我们袭来：无法抗拒的天灾人祸；难以预料的生老病死；生活和工作上的各种不顺心……面对种种挫折和不幸，每个人的“挫折容忍度”却不同：有的人直视挫折、不屈不挠；有的则是心灰意冷、一蹶不振。

所谓挫折容忍度，就是面对挫折的容忍力，是当我们遭遇挫折的时候，可以摆脱困扰而避免心理与行为失常的能力。简单来说，就是一个人承受打击的能力。挫折容忍能力强，便没有或者是仅有很小的挫败感；反之，则很容易产生挫败感。

一般来说，挫折容忍度比较低的表现是：受不了被他人拒绝，一旦遭到拒绝就会由爱生恨；总是将怨气憋在心里，很容易对他人产生憎恨的情绪；生活和工作中一旦遇到不顺心的事情，就会变得行为失常。所以，这类人往往人际关系非常差，而且在沟通上也面临困难。

从挫折容忍度的高低，可以看出一个人的心理素质水平。那么，挫折容忍度高低主要受哪些方面因素的影响呢？对此，有专家总结出以下几个方面的原因：

一是思想认识水平的高低。一般来说，如果是思想认识水平比较高的人，挫折容忍度就比较高，他们不管遇到多大的挫折和困难，都会勇往直前；而思想认识水平比较低的人，挫折容忍度就比较低，一旦遭遇困难和挫折便会陷入悲观、消沉的情绪中，并且长期沉浸在苦闷的情绪中不能自拔。

二是看待问题的方法和态度。一般来说，对什么事情都报以乐观的态度和看法的人挫折容忍度就比较高，而对任何事情都持消极的态度，挫折容忍度就比较低。

比如，某家公司的几个主管竞争一个职位，其中，甲乙两个人都落选了，但甲对自己说，这次落选并没有什么，只要自己加倍努力，下次肯定还有机会；而乙则相当消沉，他消极地认为胜出的那个人肯定与领导有关系才被选上的，此后他工作也不再用心了。

三是生活阅历和社会经验。一般而言，生活阅历和社会经验比较丰富的人，其挫折容忍度就比较高；反之，则挫折容忍度比较低。当他们遇到同一种挫折和不幸时，有阅历和有经验的人会将其当作潺潺细流，而没有什么阅历和经验的人则是将其当成惊涛骇浪。

四是对问题的预见和心理准备。如果一个人对挫折和不幸早有预见，早就有了心理准备，那么，其挫折容忍度就很高；反之，如果一个人对生活中可能出现的挫折和困难毫无预见和心理准备，挫折容忍度就会很低，也无法接受遇到的挫折和不幸。

比如，小赵不管做什么事情都会预想到可能出现的问题，所以一旦遇到不顺，他都能坦然面对，并积极地想办法解决；而小李做任何事情都会将其设想得一帆风顺，结果遇到挫折时，他便难以接受，变得非常沮丧。

五是个人的身体条件。个人的身体条件不同，对挫折的容忍度也有很大的不同。一般来说，身体强壮的人，对挫折容忍度就比较高；而身体比较弱的人，则对挫折的容忍度就比较低。所以，在日常生活中，我们常常会看到一些体弱多病的人一旦遇到一点不顺心的事情，就会难以应对。这是因为身体健康水平会影响人的心理健康水平以及应对挫折的能力。

六是他人的支持和帮助。当某个人遭遇挫折和不幸的时候，如果周围人给予他支持和帮助，其挫折容忍度就比较高；反之，如果其他人在一旁幸灾乐祸，落井下石，挫折容忍度就会很低。

在了解影响挫折容忍度高低的原因之后，如何才能提高我们的“挫折容忍度”呢？对此，有专家提出以下几点建议：

一是用微笑来面对悲惨的厄运。正如鲁迅先生曾说：“伟大的心胸，应该表现出这样的气概——用笑脸来迎接悲惨的厄运，用百倍的勇气来应付一切的不幸。”所以，我们只有学会面带笑容直视挫折和困难，才能走向成功。

二是理智地分析苦难和挫折。当我们遭遇挫折和不幸时，不要立刻被消极的情绪所吞噬，而应该学会理智地分析客观原因和实际情况，才不会被困难吓倒，才能更容易取得成功。

三是通过运动锻炼来增强自己的体质。一般而言，拥有健康的身体往往比体弱多病的人更能经受挫折，所以我们要通过运动锻炼来增强自己的体质，并培养自己的勇敢、不畏困难等精神品质，这样才会让我们在面对挫折和困难时更有耐力和毅力。

挫折教育：不经历风雨怎能见彩虹

何欢是家中的独生子，从小到大父母对其百般呵护和溺爱，吃饭穿衣从来都不用自己动手，所以在他上初中、高中的时候，依然是妈妈为他洗衣服。有一次周末回家，爸妈有事外出了，他想将脏衣服洗一洗，可最终在洗衣机旁傻站了半个小时，也不知道如何用洗衣机。

当何欢的父母知道这件事后，不仅没有引起重视，反而安慰他道："这种事不会做也没有关系，你只要放在那里等妈妈来做就行。"所以，从那之后即使是一双袜子，何欢也不会动手去洗，而是让父母为他"效劳"。

在学习上也是如此，当何欢考得不好时，父母总是对他说"没有关系，这点失败不算什么，下次考好就行了"，一副无所谓的样子，既不给他分析考试失利的原因，也不引导他如何面对考试失利。所以，在何欢的人生字典中，从来没有"挫折"二字，也不知道失败的滋味。

最近，何欢马上就要高考了，父母对此费尽了心思，给他报了各种辅导班，希望他能顺利地考上大学。可事与愿违，何欢并没有考上大学，而且离本科分数线还差很多。有些同学考得不错，考上了自己期望的院校，这让何欢感到很受挫，一直将自己关在房间里，变得非常消极和颓丧，不管父母如何安慰他，他都听不进去，每天如同行尸走肉一般。

有心理专家曾说过这样一句话："有十分幸福童年的人常有不幸的成年。"一般来说，在成长的过程中，很少遭遇挫折的孩子往往在成年后会由于无法适应激烈的竞争和复杂多变的社会环境而深感痛苦。所以近年来，有不少国家提出了"挫折教育"，旨在提高孩子对挫折的心理承受能力，以培养孩子的自信和乐观。

可是，很多家长对挫折教育却存在一定的认识误区，认为孩子既然缺乏挫折和锻炼，就人为地给孩子制造一些困境。其实，这不仅起不到积极的作用，反而会打击孩子，产生反作用。因此，有专家总结出以下几种误区：

一是挫折就意味着吃苦。很多父母认为，只要让孩子吃点苦，就能对抗挫折，因此会给孩子报一些条件比较艰苦的夏令营。其实不然，挫折教育的目的是让孩子学会面对挫折、战胜困难，并培养乐观、自信的良好心态。所以，它不仅包括心理教育、社会教育，还包括独立、自信等素质的培养。

二是多对孩子说教就可以了。很多家长认为，当孩子遇到问题时，对他们及时进行说教就是进行挫折教育。比如，对孩子严厉地批评和指责等。对此，专家表示，这种做法极为不妥，只会让孩子的意志更加消沉。

另外，孩子往往很容易受到父母的影响，他们会模仿父母的一言一行。所以，挫折教育包括家庭教育，即父母要从自己做起，面对挫折和困境有一定的抗挫能力，从而让孩子在无形中学习到应对挫折的品质。

三是只要及时安慰孩子就可以了。有家长认为，如果孩子遭遇失败，只要及时地对他们进行安慰就可以。实际上并非如此，有专家表示，如果家长不帮助孩子总结失败的原因，不让他们认识到问题的所在，即使再怎么安慰也于事无补，也达不到挫折教育的目的。比如，上文的何欢每次考试考不好时，父母总是不断安慰他，但从来都不为他分析原因，所以致使他高考失利后怎么也走不出挫折的阴影。

要知道成长的道路并不是一帆风顺的，总会遇到各种各样的困难和挫折，所以我们要学会面对和战胜它，才能让自己的成长经历更加丰富。因此，当孩子面对挫折的时候，父母要做的并不是直接帮孩子解决问题，而是正确地引导，让孩子自己找到解决的方法。那么，如何对孩子进行挫折教育呢？如何让他们经历风雨后见彩虹呢？对此，有专家提出以下几点建议：

一是有意识地让孩子品尝一些生活磨难。对孩子进行教育时，家长应该了解，幼儿期是孩子个性形成的关键期，所以要有意识地让孩子品尝到生活中的磨难，让其明白成长的道路是坎坷不平的，从挫折中接受教育，以培养他们吃苦耐劳、独立、勇敢面对困难的品质和能力。

比如，家长要舍得对孩子放手，不要事事都替他们做，要培养孩子自己动手、独立自主的意识。衣服自己去穿，即使穿得乱七八糟也没有关系；自己吃饭，即使将饭菜弄得满身都是也没事。让孩子从中获得体验，然后父母再进行引导，他们慢慢就会克服这些困难。

二是让孩子直视困难和挫折。专家表示，挫折教育要从小事着手，所以，家长要引导孩子正确地面对挫折，并找出应对的方法和对策。比如，当孩子不慎摔倒时，有的家长会立即上前将其扶起来，并当着孩子的面训斥地面："都是地不好，才让宝宝摔跤的。"然后愤愤地拍打着地面。这种做法是极为不妥的，这样只会让孩子将摔跤归于外因，不敢直视挫折。正确的做法是让孩子在哪里摔倒就从哪里爬起来，并且告诉他们"走路的时候要慢慢走，并看着前方，才不会摔倒"，从而让孩子了解产生挫折的原因和应对的方法。

三是引导孩子战胜困难和挫折。当孩子面对挫折和困难束手无策的时候，家长不能一味地责怪孩子，这样会让他们产生消极抵触的心理，而是要具备引导孩子走出挫折和克服困难的耐心。有数据显示，有 30% 的中小学生因为在幼年期经历过挫折但没有得到正确的引导而存在心理疾患。所以，家长要注意帮助孩子获得战胜困难的成功体验，从而提高他们的信心。

四是对孩子要有适度的期望，并给予正确的评价。如果父母对孩子有过高的期望，常常会让他们对自己的能力估计不足或是在面对困难时没有足够的心理准备，孩子就会产生很强的挫败感，从而失去信心。因此，父母应该根据孩子自身的特点来制定适度的目标，从而让他们更有勇气面对困难。

另外，孩子在生活和学习上不管是取得成功还是获得失败，都要给予他们正确的评价，让他们知道哪些是对的，哪些是错的，并且清楚错在哪里，如何改正，从而提高孩子的心理抗挫能力，从容地面对各种挫折和困难。

比如，晓乐在一次考试中考得非常差，妈妈知道后并没有一味地责怪他，而是在拿到晓乐的试卷后，问清楚他做错的原因，是马虎造成的还是真的不会。如果是因为马虎而做错，妈妈会让他做题时慢一些，做完后再认真检查；如果是真不懂，妈妈则耐心地教他，直到他明白为止。后来，晓乐不管做什么事都善于分析，而且能够从容地面对各种问题。

将挫折当成“精神补品”

夏雪是某学校的老师，在学校中一向表现不错，不仅上课生动有趣，学生们也很喜欢她。最近，学校正在举行优秀老师评选的活动，但名额只有一个，很多老师都踊跃地参加。夏雪也不例外，她认为自己胜券在握。

正当夏雪翘首期待自己会被选为优秀老师时，最终结果却让她大失所望，她竟然落选了，获得优秀老师的是一位资历比她深的老师，而且教学质量也非常高。这让夏雪感到很郁闷，情绪非常低落，越想越难受：自己在学校里向来表现不错，为什么却无法获得优秀老师的称号呢？所以，之后的几天，她上课也没有以前那么积极了，当学生跟她打招呼时，她也懒得回应对方。

周末，当夏雪在家打扫房间的时候，她发现已经枯萎的花草，本以为不会再生长了，如今又神奇地“复活”了，而且长势比以往更好。此时，夏雪不由地想到了自己：没有选上优秀老师这件事其实算不了什么，人生道路上总会遇到各种挫折，如果自己一直这么消沉下去，不仅会耽误学生的课程，也会让自己变得更加消极，无法正常地工作。

同时，她还想到获得优秀老师称号的那位老师确实各方面都比自己出色，也是实至名归，自己应该向对方学习。所以，应该将这次挫折看成是自己进步的垫脚石，这样才会做得更好，才能获得下次优秀教师的称号。

想到这里，夏雪开始准备下周的上课内容，做事也比以前更认真、更负责了。机会总是留给有准备的人，在第二年的优秀教师评选中，夏雪如愿以偿。

在人生前行的道路上，我们总是会遇到各种各样的挫折，如果没有经历过挫折，怎会知道成功来之不易；如果没有挫折，怎么会有勇者与弱者的划分。正如孟子所云："故天将降大任于斯人也，必先苦其心志，劳其筋骨，饿其体肤，空乏其身，行拂乱其所为，所以动心忍性，曾益其所不能。"所以，我们要学会将挫折当成自己的"精神补品"，这样才能让我们越"挫"越勇、百折不挠。

"现代法国小说之父"巴尔扎克曾说："挫折和不幸，是天才的晋身之阶，信徒的洗礼之水，能人的无价之宝，弱者的无底之渊。"可见，挫折既有消极的一面，也有积极的一面。虽然挫折和不幸会带给我们痛苦，但也会让人得到磨炼和考验，从而变得更加强大，取得更大的成功。

古诗有云："横看成岭侧成峰，远近高低各不同。"当我们面对相同的事物，由于看待的角度不同，得到的结论自然也不一样。对待挫折也是如此，由于每个人的生活阅历、价值观等不同，所以对挫折的看法也各不相同。有的人面对挫折，不仅能够忍受巨大的困难和失败，而且还会越“挫”越勇。

比如，写成史学巨著《史记》的司马迁，虽然遭受残酷的宫刑，但他并没有就此自暴自弃，而是在艰苦的条件下写成了有“史家之绝唱，无韵之离骚”美誉的《史记》。曾担任福特汽车公司总裁的李·艾柯卡，当他处于福特公司总经理的位置时，创造了空前的销售记录，可后来当他荣升为福特的总裁时，却惨遭福特董事长的猜忌，并被革职。跌落谷底的他并没有因此一蹶不振，而是接受了濒临倒闭而且负债累累的克莱斯勒汽车公司的邀请，担任总裁兼董事长，经过他的大力整顿后，克莱斯勒起死回生，取得了巨大的成就。

有的人遇到一点困难和挫折就意志消沉、一蹶不振。比如，楚汉相争时，西楚霸王项羽多次取得胜利，而战败的次数少之又少，所以当他在垓下之围中战败后，本可以重整旗鼓，卷土重来，可他面对失败却一蹶不振，最终自刎于乌江；东汉末年，袁绍兵多粮足，想要乘机消灭曹操，可在官渡之战中，曹操却以少胜多，袁绍父子落荒而逃，从此以后再无斗志。

因此，当我们遭遇挫折和不幸的时候，不要就此意志消沉，而是要学会反省自身，将困难和失败当成自己的“精神补品”，让其成为锻炼意志的“运动场”，才能战胜挫折、克服困难。

对此，专家建议，首先我们要学会调整自己的动机、追求和行为，让其适应社会的要求，即学会在不同的环境、不同的规范等条件下来调整行为。如果适应得好，我们就会感到宽心、和谐；如果适应得不好，就会感到失意、落寞。比如，上文的夏雪本来因为没有评上优秀教师而郁闷不已，并有些消沉，后来她慢慢调整自己的心态和行为，将挫折当成“精神补品”来看待，最终走出了阴影。

其次，将挫折看成磨炼我们意志的磨刀石，让其当我们成功的垫脚石。只有学会在挫折面前敢于挑战自己，才能更易取得成功，才能让我们笑着面对生活。所以，我们要保持一种恬淡平和的心态来面对挫折。正如思想家所言：“一种美好的心情，比十剂良药更能解除生理上的疲惫和痛楚。”

坦然面对挫折，成功才不会缺席

李响和赵宇是大学同学，而且是在同一个班。李响的成绩一向优异，在学校和班级中深受领导和老师的喜爱，而赵宇却成绩平平，平日里总是喜欢参加一些学校活动。当时，很多同学都认为李响日后肯定会做出一番成绩，而赵宇肯定不及李响。可是，在毕业五年后，两个人的境遇却让大家大吃一惊。

目前，李响虽然在一家大公司任职，但一直都是一名普通员工。原来，刚进入这家公司的时候，李响充满了干劲，满怀期望能够在此一展身手。可是，在工作的过程中，他遇到了一些困难后，立刻变得消沉起来，总认为自己可能不适合这份工作，而不去寻找解决问题的方法。所以，在公司做了一年多后，他就辞职了。

后来，他又到其他公司去求职。但每在一家公司做一段时间，一旦遇到挫折，他就变得心灰意冷。最终，几年过去了，他依然在某家公司做基层员工。

而如今的赵宇却已经是某公司的销售经理，从毕业到现在一直都在这家公司。起初，他刚开始做这份工作的时候，是从普通的销售人员做起，每天都要上门向他人推销。在此过程中，他遭到很多人的白眼，而且总是吃闭门羹。即使如此，他并没有退缩，也没有被困难吓倒，而是坦然地面对这些挫折，积极地改变自己的推销策略。

凭着这份执着和努力，赵宇渐渐在工作上做得越来越出色，从小组长到主管，再到经理，深受领导的器重。

其实，不管是在日常生活中还是在工作中，我们总会遇到各种挫折和困难。如果我们像李响那样因为一点挫折就心灰意冷、日渐消沉，结果只会越来越糟，最终与失败为伍；反之，如果我们能够像赵宇那样坦然地面对挫折，并坚持不懈地为之努力，就会不断地取得进步，最终与成功同行。

当遇到困难和挫折的时候，关键是我们持什么样的态度，如果以积极乐观的心态来面对，我们就会在清醒地认知自己不足的同时，坦然地看待挫折，并从容地接受；如果我们以消极、沮丧的心态来面对，就会一直沉浸在痛苦、失落的情绪中。

有心理学家曾做过一个关于心态对人的行为产生影响的实验：他带着 10 个人穿过一个黑暗的房间。在他的引导下，10 个人都顺利地走了过去。可是，在他们通过后，心理学家将房间的一盏灯打开了，房间里的光线仍然有些暗。此时，其他人惊讶地发现，原来他们刚刚通过的地方是一座非常狭窄的独木桥，而桥下面则是几条鳄鱼徜徉在大水池中。

这时心理学家问道："现在你们谁愿意再次穿过这座独木桥

呢？”顿时一片寂静，过了很久，才有3个人举起手。在通过独木桥的时候，第一个人小心翼翼且速度非常慢地通过了；第二个人则是慢吞吞地走到一半时，吓得爬着过去了；第三个人没走几步就停下来了，不敢再往前走。

此时，心理学家又将房间中的灯全部打开，房间立刻变得非常明亮。这时人们发现原来独木桥下面有一张安全网。当心理学家再次问有没有人愿意通过这座桥时，有5个人举起手来。而其他人之所以不愿意，是因为担心安全网是否结实。

其实，在大多数情况下，人生就像通过这座看似危险的独木桥一样，暂时遭遇失败并不是因为自己的力量薄弱，而是受到周围环境的影响，所以导致很多人遇到困境就失去了平静的心态，不敢坦然面对。如果我们无法坦然面对挫折，那么就无法接受它，更不能放下和处理它。所以，当遇到挫折和不幸的时候，我们应该学会不抱怨、不逃避，而是坦然地面对它、接受它，并行动起来，这样才会让我们取得更大的进步，才不会让成功在我们的人生中缺席。

因此，遭遇挫折和失败并不是那么可怕，可怕的是我们不能坦然面对，不能认识到挫折的价值所在，才会导致成功总是缺席。那么，如何才能坦然地面对挫折呢？对此，有心理学家提出以下几点建议：

一是学会自我反省。当我们面对挫折和不幸时，出现沮丧、低落的情绪是在所难免的，也是可以理解的。但如果因为一些挫败而让自己身心受到损害，甚至萎靡不振、日渐消沉，并影响自己的日常生活，这是极为不妥的。此时，我们应该学会自我反省，看到事情积极的一面，让这些挫折成为锻炼自己的机会，才能促进我们更好地成长。正如爱迪生所言：“失败也是我们需要的，它和成功一样对我们有价值。只有在我们知道一切做不好的方法以后，我们才知道做好一件工作的方法是什么。”

二是调整自己的心态。当我们遇到挫折的时候，保持良好、健康的心态是非常重要的。如果一个人总是沉浸于挫折所带来的痛苦，那如同在伤口上撒盐，会让自己深受折磨。所以，遭遇挫折时最重要的就是调整自己的心态，告诉自己挫折和困境并不是最终的结局，也不是迈不过去的坎儿，并给自己输入一些积极的信息。比如，告诉自己“我一定可以的”“我一定会取得成功”等鼓励性的话。

三是懂得分散自己的挫折感。当遇到挫折时，我们应该懂得向身边的好友或家人倾诉，这样不仅可以减轻自己的挫折感，还能改变内心的压抑状态，从而让身心更轻松，坦然地面对各种挫折和困难，增强自己克服挫折的信心。

挫折别具"情调"，从败局中寻找胜招

叶华是一个水果摊的摊贩，由于他人缘比较好，所以水果摊的生意一向不错。尤其是香蕉，因为他所进的香蕉货源都是质量不错的，所以吸引了越来越多的消费者。可天有不测风云，最近叶华做生意的市场意外发生了一场火灾。

当时，在市场的一个角落里突然冒出了火苗，而风势又比较大，火很快烧了起来，附近的摊子都受到了影响，叶华的也不例外。不过，幸好消防车来得比较快，很快就扑灭了这场火。虽然叶华的摊子受到了些许的影响，但幸亏有些水果并没有完全烧掉。香蕉由于受到温度过高的影响，没过几天，它们表皮上就长满了黑色的小斑点。虽然肉质并没有遭到破坏，但看起来却影响美观。

这让叶华内心很受挫，不知道该怎么做。如果将这些香蕉低价处理，自己必然会亏不少钱，可是如果不便宜处理的话，它们只会"砸"在自己手里。虽然叶华很沮丧、懊恼，但他只好安慰自己：既然事情已经发生了，就不要在这里徒劳伤神，而是应该想想解决的方法，从败局中找到取胜的妙招。

此时，叶华所在的市场正在翻修整理，他便寻找其他的地方去卖水果。在寻找场地的时候，突然有一个想法冒了出来：给自己的香蕉取名为“芝麻蕉”，继续按原来的价钱去卖，毕竟这些香蕉只是被高温烤过，但并没有烧坏。“芝麻蕉”可以合理地解释香蕉皮上的斑点。虽然有点投机取巧，但毕竟香蕉本身的质量不错，也不算是坑害消费者。

于是，叶华在新摊位上打出新品种“芝麻蕉”的招牌开始叫卖，并让客人先尝后买。果然，由于很多客人都没有听说过这个品种，便争相前来品尝、购买。没过几天，这些香蕉就被大家买完了。

在围棋中，有一个“妙手”的术语，意思是最精妙的下法，即一着妙手就能化解所处的困境，可以将败局扭转，一举获得胜利。其实，在日常生活中，当我们面对挫折时，也应该如此，不要一味地沉浸在慌乱、痛苦、消沉的情绪中，而是要意识到挫折也别具“情调”，积极地寻找对策，在最短的时间里从败局中找到胜招，最终扭转败局。

不管是在生活中还是工作中，我们总是会遇到各种挫折和困境，但它们并不可怕，因为没有绝对的失败和挫折。只有面对挫折时懂得从败局中寻找胜招的人，才能扭转败局，取得更大的进步和成功。比如，在国外某个工厂中，由于一个工人的操作不慎，从而生产出一大堆无法使用的废纸，这让老板大为恼火，无情地将那位工人辞退了。这让工人非常恼火、沮丧，不知道下一步该怎么办。可是，他不能就此消沉下去，因为整个家庭还需要他来养，所以在一番懊恼之后，他重新振作，希望从中找到解决的方法。

于是，他细细研究那些废纸，发现它们具有很好的吸水性能。因此，他发明了吸水纸，并进一步处理和包装，重新推到市场中，结果，这种纸非常畅销。最终，他不仅获得了更多的财富，让自己的家人过上衣食无忧的生活，还申请了吸水纸的专利。

所以，在面对挫折和困境时，我们不要一味地沉浸在沮丧或懊恼中，而应该整理好自己的思绪，寻找解决的方法，将损失降到最低。虽然在人生的道路上总是无法避免各种困难和失败，但只要我们懂得积极地应对，必然能够很快走出困境。那么，面对挫折和困境时，我们应该怎么做才能从败局中找到制胜的高招呢？对此，有专家提出以下几点建议：

一是分析自身的优势，以此寻找对策。当挫折和困境来临时，我们应该学会分析自身的优势。比如，自己有什么优点，所处的位置有什么优势等。充分利用和发挥这些优势，积极寻找解决的方法。

比如，上文提及的叶华，因为在做生意的过程中积累了不少人缘，而且因为他做生意一向诚信，从来都不缺斤短两，所以，很多在他那里购买水果的人都非常相信他。当他在其他地方摆摊时，之前的老顾客依然去他那里购买他所宣传的“芝麻蕉”。

二是学会积极地应变，而不是消极地逃避，才能从困境中走出来。比如，某品牌食品发生了食物中毒的案件，导致公司的信誉一落千丈，而且营业额急速下降。可是，该公司的负责人并没有被这种困境打倒，而是在事情发生之后，积极地开会寻找应对的方案。

他们第一时间赶到医院去看望食物中毒的消费者，并承诺将承担所有的医疗费用，然后回收导致消费者中毒的食品，并送到相关部门化验、检查，结果发现食品没有什么问题，有可能是消费者吃其他东西导致的食物中毒。但他们并没有将这种可能公布出来，而是将公司生产的食品检查结果公布，并告知公众公司所采取的对策。后来，不到三个月，公司就化解了这场危机，消除了大家的误解。

三是保持平和的心态。当面对挫折和不幸的时候，我们要给自己的伤痛加一个期限，告诉自己在超过这个期限后就不要再消沉、低落，而是用平和的心态来接纳这些不幸和挫折，并摆正自己的位置，来度过这些坎坷。

所以，不管是在生活中还是在工作中，当我们遇到挫折和困境时，应将其看成多姿多彩生活中的一些调色剂，认为它们也别具一番“情调”，这样才能让我们积极地面对和解决困难。

拨开阴霾，选择合理渠道宣泄

刘娅最近刚找到一份新工作，而且公司的待遇不错，这让她很开心，还没工作几天就向好朋友分享了这件愉快的事情。可没过多久，刘娅却因为领导的误解而郁郁寡欢，做事情也没有以往那么积极了。

原来，公司最近要面向市场推出一款产品，便让刘娅所在的策划部门制作出相关的专题。由于刘娅是新来人员，部门负责人便让老员工带着刘娅一起做。可在交专题的当天，那位老员工临时有事外出了，便让刘娅用自己的邮箱将那个专题发给负责人。刘娅愉快地答应了，并顺利地完成了这件事。

第二天，刘娅刚到办公室没多久就被负责人叫到会议室，她以为是要开紧急会议，可进去才发现只有领导和自己。当负责人质问她专题为何存在那么多问题时，刘娅却答不出来，因为她并不知道具体的细节，她只是在做专题的过程中提出了一些自己的想法和建议，但真正实施的是那位老员工。当她答不出领导所问的问题时，只好沉默以对，因为她知道越辩解越难让领导相信，还有推卸责任的嫌疑。所以，刘娅替那位老员工背了这个黑锅。

这让刘娅的内心感到非常憋屈和难过，明明不是自己的问题，却要遭到领导的批评和责问。从会议室出来，她便无心工作，总是想着这件事情。后来，郁闷难耐的刘娅便打电话向好友倾诉。好友边劝解边安慰，此时的刘娅像个受了委屈的孩子一样哭了出来，过了好一会儿，她才从郁郁寡欢的情绪中慢慢地恢复过来。

后来，老员工也知道了刘娅自己背黑锅的事情，她很感激刘娅，事后在工作上尽可能地帮助她，两个人的关系也变得越来越融洽。

有心理学家表示，当我们遇到挫折和不顺时，不要将痛苦和委屈郁结于心中，更不要让自己一直处于郁郁寡欢的情绪中，而是要善于找合理的方法进行宣泄，必要时可以大哭一场，以缓解内心的痛苦，从而稳定情绪。

在日常生活中，我们总是遇到或多或少的困难和挫折，即使一件小事没有做好，也会产生失落感，内心会有些落寞和不安。其实，不管遇到何种挫折和困境，关键都是要拨开心头的那片阴霾，选择合理的宣泄方法，就像刘娅那样在朋友的劝解和安慰中，将自己的憋屈、难过等情绪借助一涌而出的眼泪“释放”出来，虽然大哭一场不能解决所有的问题，但却可以宣泄自己的情绪，这是很自然、合理的释放渠道，也是心理学家提倡的做法。

可是，在现实生活中，很多人会因为某些挫折和不幸而让这种阴霾一直笼罩在心头，从而动摇了拼搏的信念，甚至会产生极端的想法。有心理学家曾做过这样一个实验：他们将一只小白鼠放在水池中，让它通过自己的胡须来判定自己所处的位置，不一会儿，小白鼠就游到了岸边。后来，心理学家又将一只被剪掉胡须的小白鼠放到水池中。由于这只小白鼠失去了胡须，无法通过“探测器”来判断自己的方位。于是，他放弃了努力，溺死在水池中。因此，心理学家将这种死亡方式称为“意念自杀”。

这种结局让人叹息不已。然而，在生活中很多人都会遭遇像小白鼠那样的“水池”，从而放弃了努力的想法和拼搏的念头，继而让自己沉溺于挫折和困难的“水池”中。

所以，当我们遇到困难和挫折时要及时拨开阴霾，选择合理的宣泄方式。那么，有哪些方法可以用来合理地宣泄不良情绪呢？对此，有专家提出以下几点建议：

一是学会自我疏导，将消极的情绪转化为积极的情绪。当遇到让我们痛苦、烦恼的事情时，不妨自我调节和疏导，以缓解自己压抑的情绪。比如，去一个能够让自己心情变好的地方，确立一个新的目标并坚定自己的信念去努力实现等。

二是通过“自由写作”的方式进行宣泄和表达。当遇到挫折和困境时，往往会让我们陷入消沉、颓丧的情绪中，此时，不妨借助“自由写作”的方法来合理宣泄。

比如，拿出一张白纸或是一个笔记本，在上面写上自己大脑中的所有想法和情绪，不要有任何犹豫，也不用在意字迹是否工整，只要放心地去写、去宣泄、去表达。在写的过程中，我们会发现消极的情绪渐渐有所缓解，而后我们再调整自己的心态，让自己勇敢地面对挫折和困境。

三是通过心理防卫来对自己进行自我安慰，以恢复内心的平衡，减缓和消除挫败感。心理学家建议，不妨使用“酸葡萄心理”来安慰自己，即当自己的需求无法得到满足而产生挫败感时，为了缓解和消除内心的不安，编造一些借口或理由来安慰自己，最终让自己从不安、痛苦等消极的心理状态中走出来。

自我调适的“神奇处方”

蒋薇是一名大学生，性格素来开朗活泼，而且聪明伶俐，很擅长与人沟通。可最近，在一场紧张的四六级考试之后，当她得知自己的成绩考得很不理想时，整个人变得病恹恹的，也不愿与他人主动交流，连做一些简单的题目也有困难，仿佛思维被堵住似的。这让蒋薇感到非常烦闷，直骂自己“太没用了”。

不过，蒋薇并没有就此消沉下去，她及时找到了学校心理学教授所主持的“心理门诊部”求治，希望教授能够给自己开一些诊治心理问题的“处方”。教授在了解蒋薇的情况后，没有说什么，而是在纸上写了很多要求，边写边告诉蒋薇，每天都要按照这些要求自省。

蒋薇拿到教授所开的“处方”后发现，这上面的种种“心病”似乎都与自己有关：因为有过一次不顺心的经历，就认为自己特别倒霉；总会不自觉地产生自卑心理，并支配自己的思想；总是用放大镜放大自己的不足和缺点，而缩小自己的长处和优点；否定一切，总是看到事情消极的一面，从而让自己失去信心；遇到困难就将其归咎于“运气不好”，而不认为是自己犯的错误，不能做出客观准确的评价。

于是，蒋薇按照教授的叮嘱去做：当心情郁闷不已或是无法控制时，就会记录一下自己的消极情绪，并对照自己所出现的状态是否与教授所开的“处方”一致，写完之后进行自省，待心情好些之后再将其删除。不久，蒋薇发现自己郁闷、沮丧的心情渐渐有所缓解。

其实，教授给蒋薇所开的“神奇处方”就是运用自省意识疗法来让她重新建立自尊，提升自信，将自己当成一个值得尊敬和信赖的朋友。俗话说：“人生逆境十之八九，顺境十之一二。”在成长的道路上，我们随时会遇到各种挫折和失败，从而让我们产生失望、沮丧、慌张、愤怒等情绪。其实，挫折无处不在，虽然我们无法避免所有的挫折，但却有办法对付挫折，并进行自我调适，从而疏导这些不良情绪。

除自省意识疗法可以用来进行自我调适外，还有哪些方法可以对抗挫折所产生的受挫情绪呢？对此，有专家总结出以下几种方法：

一是调整自己的认知，改变不合理的观念。心理学家表示，其实，让人产生强烈的挫败感的并不是挫折、困难，而是人们对这些困境的看法。所以，当遭遇困难的时候，不妨试着转换自己的视角，调整自己的认知。心境不同，看问题的视角自然也不一样，对事物的认识结果也就不同。

比如，有位老太太有两个女儿，大女儿是卖染布的，二女儿是卖雨伞的。这本来是件很好的事情，可是老太太却每天愁眉不展。

当下雨的时候，她担心大女儿的染布无法晾晒，生意不好做；当天气晴朗的时候，她又担心二女儿的雨伞卖不出去。邻居得知这件事后，劝说她道："老太太，你应该这样想，天气晴朗时，是大女儿发财的机会，可以晾晒染布，会卖得更多；阴雨连绵时，则是二女儿发财的机会，可以卖出更多的雨伞。"听邻居这么一说，老太太顿时感到没那么忧心了。

二是正确认识自己。俗话说："人贵有自知之明。"如果只看到自己比别人好的地方就妄自尊大；看到自己不如他人的地方就很自卑，没有自信，这样只会让我们无法正确地看待成功和失败。所以，只有正确地认识自己，才不会因为挫折而全盘否定自己，也不会因为取得成绩而忘乎所以。正如尼采所说："聪明的人只要能掌握自己，便什么也不会失去。"

有这么一则寓言故事：一只狐狸在早上外出寻找食物的时候看到自己在晨曦中的影子，说："我今天一定要找到一只骆驼，用它来做午餐！"可是找了一上午，它没有任何收获。此时，正午的太阳照在它的头上，它看了一下自己的影子，说："其实，午餐只需一只老鼠就够了。"

狐狸由于错误的认识，看到自己晨曦中的影子如此长，便认为自己力大无穷、无所不能，能够将骆驼抓回来当午餐；而在中午影子变小时，它又开始妄自菲薄，以为自己只能抓住老鼠。

三是呼吸调节法。这种方法是指通过调整呼吸来让身体得以放松，进而缓解自己受挫的情绪。具体的方法是：选择比较舒适的坐姿，闭上双眼，将手掌放置于自己的腹部，以让自己感觉呼吸的运动，并注意自己的呼吸频率；在呼吸的过程中，尽量让自己处于一个放松的状态中；用鼻子吸气，然后用嘴巴吐气，缓慢而连续地做几次深呼吸；深吸一口气时，可以在心中默数4下，然后憋气时默数4下，最后再缓慢地吐出气息，此时，则在心中默念8下，如此反复10次。

四是养成良好的习惯。有专家表示，良好的习惯可以让我们在日常生活中更好地适应环境和生活，并通过这些好习惯来逐渐改善自己的个性，因为不良的个性往往是导致挫折的重要因素。因此，美国心理卫生协会提出了几条心理平衡要诀，以帮助我们培养良好的人生习惯。

比如，不要强求他人：如果总是把希望寄托在他人身上，一旦他人达不到我们的要求，就会大失所望；不要过分地苛求自己：如果做什么都要十全十美，最终受害的往往是自己，应该将目标定在自己力所能及的范围中；不要处处与人竞争：如果处处与人竞争，只会时时让自己处于紧张的状态，所以要秉承“万事以和为贵”的理念与人相处；不要过分坚持：只要大前提不受影响，有时大可不必过分坚持，从而减少烦恼。

Part2

战胜恐惧：打开心灵的“枷锁”

美国著名推销员弗兰克说：“如果你是懦夫，那你就是自己最大的敌人；如果你是勇士，那你就是自己最好的朋友。”所以，想要战胜恐惧，想要练就一颗“强心脏”，就要在生命中注入勇气，因为勇气能够帮助我们斩除绊住腿脚的荆棘。

寻找让心中产生恐惧的“怪物”

吴馨是一名初中生，对她来说，最害怕的就是上课回答数学问题了，因为她对很多数学知识都不理解，自然一些数学题也解答不出来，所以每次上数学课时，她总是担心老师会让她站起来回答问题。可是怕什么来什么，在一次数学课上，老师点名让吴馨到黑板前去做一道数学题。

此时的吴馨内心非常紧张，大脑一片空白，她看着黑板上的习题，虽然字她都认识，但却不知道什么意思，更别说解题的思路了。可是，她又不能违背老师的意思，直接告诉老师“这道题我不会做”。好面子的吴馨只好硬着头皮紧张地走到黑板前，此时，她多么希望有同学能告诉她如何做。

当吴馨在黑板前站了几分钟时，她感觉好像过了好几年，由于太过紧张，手心上冒出汗来，脸也涨得通红。老师见她一直没有抬笔要写，便只好对吴馨说：“你回到座位上去吧，下次上课要注意听讲了，这道题目其实并不难。”吴馨看到老师失望的眼神，心里感到很惭愧。

此后，虽然每次在上数学课前，吴馨都会告诉自己要好好听课，以便能够准确地回答出老师的提问，但一上课，当老师在台上讲课时，她想要认真听讲，内心似乎就有一个“怪物”跑出来，妨碍她专心听课，导致她总会想：如果与老师的眼神接触，老师让我回答问题，自己答不出怎么办？这样老师会不会再次对自己失望？想到这里，她就会不由自主地紧张、害怕起来，从而无法专心听课。

其实，对于学生来说，对上课回答问题、考试有所恐惧似乎是一件很正常的事情，可事实上，故事中的情况并不正常。对于吴馨来说，起初只是对回答问题感到害怕，可随着恐惧的加剧，导致她一上数学课就备受煎熬。其实，她心中所谓的“怪物”就是因为恐惧的加剧，而让她超级害怕上数学课。这已经超出一般意义上的害怕和紧张了，是一种病态的不良心理。

什么是恐惧呢？为什么我们总会感到恐惧，被恐惧所折磨呢？所谓的恐惧心理，是指在真实或是想象的危险中而深刻感受到的一种强烈而又压抑的情感状态。其主要表现有：神经高度紧张、注意力无法集中、内心非常害怕、大脑变成空白、无法正确判断或控制自己的行为举止等。

在日常生活中，似乎每个人都会怀有畏惧之心。比如，有的人害怕雷电，有的人害怕天黑，有的人怕生病，有的人怕吃药打针等。一般来说，人们之所以会产生恐惧的心理，往往与过去的心理感受和亲身体验有关。俗话说：“一朝被蛇咬，十年怕井绳。”如果人们在过去受过某种刺激，在大脑中就会形成一个兴奋点，当再次遇到同样的情景时，以往的经验就会被唤醒，从而产生恐惧感。

比如，小林小时候曾有一次在家睡着了，妈妈担心吵醒她，就没有抱着她一起下楼，而是将她独自一人留在家中。当小林醒来发现天已经黑了，而妈妈却不在家中，于是一直哭喊着叫妈妈。后来，妈妈回来后，小林依然大哭不止。之后，即使小林长大了，她也不愿天黑一个人在家，她对天黑产生了强烈的恐惧感，只要天黑独自在家，她就会想到小时候的那段经历。

另外，恐惧心理还与人的性格有关。有专家表示，如果一个人从小就比较害羞、胆小，在其长大后往往会比较内向、孤独、不善交际，这类人往往容易产生恐惧感。

所以，恐惧就像是人的天敌，当我们面对恐惧时会产生紧张、慌乱、担心等负面情绪，而这些情绪会让我们变得裹足不前，最终战战兢兢地等待失败的到来。

不过，恐惧既是人们的天敌，也是人们的保护者，关键在于我们如何对待恐惧。有专家表示，有些恐惧是与生俱来的，它对我们具有某种保护的作用。从来没有从高处跌落的孩子就不怕高吗？答案是否定的。

有心理学家为此做过这样一个实验：他们将几个婴儿放在一张桌子上，并用透明的有机玻璃连接另一张桌子，以让他们从玻璃上爬过去。可是，这些婴儿并没有那么做。因为婴儿看到这些玻璃会产生一种想法：它是不安全的，会让他们掉下来。可见，婴儿天生就对高度有所恐惧。这种天生具备的恐惧心理会让我们躲避危险。

那么，面对那些让我们产生紧张、慌乱等负面情绪的恐惧，应该如何做呢？对此，有专家提出以下几点建议：

一是提高认知能力、扩大认知视野。我们之所以对某些事物产生恐惧的心理，是因为认知能力比较低，无法判断恐惧源。对此，专家建议，应该提高对事物的认知能力，扩大认知视野，掌握事物间的某些规律，做出正确的判断，从而提高预见力，对可能发生的各种事情做好思想准备，继而增强自己的心理承受能力。比如，多读一些书籍，多参加一些有益身心的活动等。

二是锻炼自己的勇气，培养自己的坚强意志。比如，在平时多参加一些训练，置身于艰苦的环境下磨炼自己，激励自己不畏困难的勇气。这样即使自己陷入某种危险的情境中，也不会惊慌失措，并能够冷静地处理。

三是加强心理训练，提高心理素质。比如，可以参加一些模拟危险情境的训练，并在这种训练中设置可能遇到的情况，从而有针对性地进行心理训练。这样不仅能够有效地战胜恐惧所带来的紧张不安的情绪，还能提高内心的平衡性，增强自信和勇气。

别用“怕死情结”吓自己

在某家电气工厂中，有一个工人从上班第一天就忐忑不安，因为他是在一个布满高压设备的工作台上工作的，这让他内心感到很不安，总是担心自己会不小心被高压电击中而身亡。所以，每天他都会带着一份惶恐和不安的心情上班。

为了避免自己被高压电击中，他采取了各种必要的安全措施以预防触电：不仅穿了防触电的衣服、戴了手套，就连头部都戴上防触电的保护设备。虽然做足了这些工作，可恐惧的阴影一直笼罩在他的心头，挥之不去。

“不幸”的事情终于发生了：有一天，他没有戴防触电手套，不小心触碰到了工作台上一根裸露的电线，随即倒地身亡了。可是，当验尸官前来检查他的尸体时竟然发现：他根本就没有遭到电击，因为当他触及电线的时候，并没有电流通过这根电线。可奇怪的是，他的身体却出现了触电者的一切症状：身体蜷缩起来，皮肤变成了紫红色。事实证明，他是被自己的恐惧吓死的。

人真的会被内心的恐惧活活吓死吗？确有其事。在美国某所大学，有几个大学生因为恶作剧而将朋友吓死：一天晚上，他们几个人用一个布袋子将一位朋友装进袋子中，然后将其抬到火车站附近一条废弃的铁道上，并将其横放在那里，而他们几个则在一旁看笑话。当火车站传来火车出站的声音时，被横放在废弃铁道上的男子开始挣扎起来，可他并不知道自己是躺在废弃的铁道上，其实火车只是从他身边的铁道经过。但随着火车越来越近，那几名大学生发现，在布袋中的朋友渐渐不再动弹，最后竟静止不动了。待火车过去后，他们几个人走到跟前去看朋友的状况，发现对方竟然已经死了。

当法医检查死者的尸体时发现，他的体表和内脏器官没有任何损坏的痕迹。是自杀还是他杀？这起案子一时成了无法判定的悬案。

在心理学上，曾有一个非常著名的实验：印度的几位心理学家想要研究一下心理暗示的威力有多大，便从监狱中找到一个即将被处死的罪犯作为实验对象。他们事先与警察沟通好，让警察将罪犯带到一间房子里并告诉对方，现在所要采取的死刑执行方式是让他的血流干而死。然后他们将罪犯绑在床上，让其露出胳膊来，并将其视线遮挡住。

医生拿着手术刀对罪犯说：“我现在要割开你的动脉。”并让他看到那把明晃晃的刀，说完，就用刀在罪犯的动脉处轻轻划了一下，但只是划破了一点皮，并没有流多少血。此时，心理学家则在罪犯的身边放了一个盆子，用器皿将水一滴滴地滴到盆子中。在安静的房间中，只能听见“嘀嗒”的水滴声，而且心理学家还不时地说“已经200毫升了”“已经500毫升了”……

渐渐地，罪犯的脸色变得愈发苍白，似乎血真的快要流干似的。

不久，罪犯的呼吸越来越弱，最后竟然死去了！

医学专家表示，恐惧往往会加速肾上腺素的分泌，比如，出现心率加速和心脏供血增加。可是，如果肾上腺素分泌过多或是持续时间过长，就会导致心脏因“过度劳累”而引起血管收缩和血压升高。所以，肾上腺素骤增会导致心律失常，从而致命。

从心理学角度来说，恐惧是一种心理障碍。这是一种“怕死情结”，即自己吓自己。比如，有些人总是怕走夜路，晚上不敢出门，认为伸手不见五指的晚上很可怕。胆子大的人，即使再晚走在外面也不会感到害怕。

恐惧是我们面临的巨大心理挑战，我们总会被各种没来由的、荒谬的恐惧囚禁在无形的牢狱中，从而无法展现自我。其实，大多数情况下，恐惧是无法伤害我们的，只要克服来自内心的心理障碍，就能走出恐惧的阴影。

那么，如何才能克服恐惧的心理障碍呢？对此，有专家建议，不妨通过自我调适训练来克服恐惧情绪，主要步骤有：

首先，将引起恐惧的内容或是场面写在卡片上。写的过程中，越详细、越具体越好，最好是按照由轻到重的顺序进行排列，即最不恐惧的内容放在前面，而最让我们感到恐惧的则放在后面，将其写在不同的卡片上，依次放好。

其次，做松弛训练的动作。主要做法是：选择一个比较舒服的位置坐好，然后进行有规律的深呼吸，以让全身得到放松。等到身体进入松弛的状态后，拿出准备好的卡片想象上面的情景，越详细、越逼真越好。

再次，深呼吸，再次放松。如果在想象的过程中感到紧张不安，就不要再让自己想下去，而是要停下来，进行深呼吸，以让自己再度处于放松的状态。在完全放松之后，再重新想象刚刚失败的情景。如果再次发生不安、害怕，就重新停下来放松。如此反复，直到卡片上的内容不再让自己感到不安为止。然后按照同样的方法来想象下一张卡片的内容，但每开始下一张卡片的想象时，都要以上一张卡片的内容不再引起紧张不安为前提，否则，不要进入下一个阶段。

最后，重新训练。当想象的场面和细节不再让自己感到紧张或害怕时，便可以重新按照由轻到重的顺序进行训练。直至自己不再紧张不安、恐惧为止。

另外，当自己感到恐惧的时候，还可以运用潜意识，让自己去想一些愉快的事情，以将注意力集中于美好的事情上，从而让自己沉浸在美好的想象中。这会让我们更有自信，心情会更加平和。

社交恐惧：自己就是一座孤岛

程怡在上中学期间，英语成绩一向不错，每次考试都是班里的前几名。于是，在上大学的时候，她主修的是英语专业，每次考试都考得非常棒。可让老师和同学感到纳闷的是，程怡的口语考试却不过关。

在一次口语课中，当外教与程怡对话的时候，她却满脸通红，不敢直视老师的眼睛，而且回答得结结巴巴。起初，大家以为她可能有些紧张。可是在每次口语课中，程怡都是这样，而且一次比一次严重，最后，她竟然一句话也说不上来，只是满脸通红地站在那里。

在英语口语考试中，她也是如此。明明她对答案了如指掌，却怎么也说不出来，无所适从地待在原地，眼睛看着自己的脚。很多同学看到这种情景，都替她着急。

其实，程怡在人际交往中也经常会有这样的表现，除了家人，她不愿与任何人交往，即使是同宿舍的人，她也只说一些必要的话。比如，借用一下你的某件东西等。除此之外，她再也没有什么话与同学讲。当宿舍几个人围坐在一起，聊各种八卦，邀请程怡加入时，她就会心生排斥感。

后来，程怡花了 5 年的时间才将大学的课程勉强修完。毕业之后，她虽然找了一份英语教师的工作，但只做了一段时间就辞职了，因为她无法与学生进行正常的交流。最终，二十多岁的程怡只好“回家”了。

诗人约翰·唐曾说：“没有别人，你即是一座孤岛。”社交，是人们在日常生活中必不可少的活动，如果不与任何人交往，如同让自己置身于一座孤岛上。可是，在现如今的社会，很多人尤其是年轻的女性往往会在人际交往中感到惶惶不安，并会出现脸红、出汗、说话结巴、手足无措等情况。心理学家将这种现象称为社交恐惧症。

社交恐惧症又被称为社交焦虑症，属于焦虑症的一种，是一种在任何公开场合中与人交往都会产生强烈的恐惧和担心的心理障碍。一般来说，这种心理障碍常常发生于青少年或是成人早期。当患者在社交场合与人接触时，就会表现出过于担心、紧张、害怕等，有的患者到商场购物、参加聚会等都会感到困难。

通常而言，社交恐惧症患者的具体表现有：他们不管置身于任何地方，都担心自己会成为他人注意的焦点，害怕被他人关注；总是忧虑自己会做出一些丢脸的事情，所以非常注意自己的言谈举止；有时候会紧张得手发抖，以至于连字都无法写出来等。

那么，社交恐惧症产生的原因有哪些呢？对此，有专家总结出以下几点原因：

一是生理原因。有专家研究发现，社交恐惧症之所以会产生是因为人体内的“5-羟色胺”的化学物质失调引起的。它主要是负责向大脑神经细胞传递信息的，这种物质过多或是过少，都会导致人们产生恐惧的心理。

二是心理原因。一般来说，社交恐惧症患者往往自尊心较强，总是担心被他人拒绝，或是对自己的外貌比较没信心。

三是性格和家庭原因。有些社交恐惧症患者总是担心与他人交往时会暴露出自己的缺点，因此害怕与人交往，最终让他们回避社会。另外，由于从小心理受到压抑或是父母从来不教他们社交的技能，抑或是由于某种原因家庭搬迁比较频繁，也会让一些人害怕与人交往。

四是社会原因。有些社交恐惧症患者由于所处的环境比较复杂和恶劣，在与人交往的过程中常常受到挫折，从而导致他们害怕与人交往。

在了解社交恐惧症产生的原因之后，我们应该如何战胜内心的恐惧？如何克服社交恐惧症呢？对此，有专家给我们提出以下几点建议：

一是正确地认识自己。在心理学上有一个巴纳姆效应，是指人们往往很容易受到外界信息的暗示，从而导致自我知觉出现偏差，认为某种笼统的人格描述很准确地揭示了自己的性格特点。比如，我们在网上做心理测试的时候，当看到那些笼统的结果与自己很相像时，就大呼“这测试真是太准了，我就是这样的人”。

一般来说，性格内向的人往往会陷入这种效应中，他们总是给自己贴上“内向”的标签，认为自己这种性格就应该是敏感、胆小、不擅长交际等，甚至有时候他们会完全地否定自己。对此，心理学家建议，要想战胜恐惧的心理，就需要正确地认识自己，正确地面对自己的优点和缺点，这样意识到缺点并不可怕，有时候它可能是一种独特的优势，从而才能让我们勇敢地迈出去，走到人群中，愿意与人交往。

二是不要以“习得性无助”为借口。有些人常常以“习得性无助”为借口来为自己的社交恐惧开脱。那么，什么是习得性无助呢？这是一种习惯性导致的无助感。有心理学家曾做过这样的实验：他们将狗作为研究对象，将它关在一个铁笼子里，当蜂音器响起时，就会对狗电击，而狗被关在铁笼中根本无法逃脱被电击的厄运。几次电击之后，狗形成了条件反射，只要听到蜂音器响起，它就会立刻倒在地上呻吟并颤抖不已。即使后来没有了电击，只有蜂音器响，而且铁笼的门已经打开了，它也不会逃出去。

有些人正是如此，当与人交往受挫后便对自己的社交能力产生了质疑，最终患上社交恐惧症。所以，专家建议，想要克服社交恐惧症就要学会经常鼓励自己，并让自己在人际交往中处于主导地位，才能让自己发挥得更好。

三是通过运动或是借助某件物品来消除内心的恐惧感。比如，当内心感到紧张、害怕时，不妨让自己两脚平稳站立，然后将脚后跟轻轻踮起，坚持几秒后再放下，反复做 30 下，每天都坚持做两三次，便会消除内心的紧张不安；让自己进行深长而有节奏的呼吸，不仅能够缓解内心的紧张，还能建立自信。

另外，与他人交往的时候，如果内心感到紧张不安，不妨在手里拿一些物品，比如一个自己比较喜欢的小玩偶或是小手帕等。这样不仅能消除内心的紧张，还能让自己找到一种安全感。

幽闭恐惧：缺失的安全感如何找回

最近，韩蕾刚刚进入一家大公司。在这家公司中，韩蕾觉得一切都不错，唯一让她感到不解的是，她的一位同事贺慧似乎有些“怪”，因为每次上下班韩蕾从来没有在电梯中遇到过她，后来才听大家说她喜欢走楼梯。这更让韩蕾感到惊讶：公司可是在30层呢，下楼还好一些，但要从一层爬到30层确实不容易。

有一次，贺慧可能有急事要外出。在电梯门口来回踱了几分钟之后，她不停地看着手表，最终万般无奈之下走进了电梯。当时，韩蕾也正好在电梯中。韩蕾发现，贺慧进入电梯没多久，便感到有些无助，而且呼吸似乎也有些困难，只见她焦虑地望着电梯显示屏上的数字，似乎非常急切。

韩蕾立刻上前对贺慧说：“你没事吧？要不要我帮忙？”贺慧没有看韩蕾，只是冲她轻轻地摆了摆手。可韩蕾发现她的脸色变得更加苍白，而且腿似乎也有些无力，向下弯着。于是，韩蕾急忙说：“你试着深呼吸几下，来，你和我一起做。”说完，她便带着贺慧一起深呼吸。几次深呼吸之后，贺慧似乎稍微有些好转，但她还是感到很不适。

好在这时电梯门开了，虽然还没有到一层，但贺慧还是快步走了出去，韩蕾也跟着出去，搀着她的胳膊，担心她会晕倒。贺慧在电梯外待了几分钟之后，才渐渐有所好转。事后，韩蕾从贺慧那里得知，她只要在狭窄的空间中就会感到紧张不安，虽然她明知道自己的这份恐惧有些过分，而且没有必要，但她无法控制，所以不在万不得已的情况下她是不愿坐电梯的。

其实，像贺慧这种情况的表现在心理学上被称为幽闭空间恐惧症，是一种对封闭空间产生恐惧心理的障碍。比如，在电梯、飞机、车厢中等都会出现这种情况。对于幽闭空间恐惧症患者来说，虽然他们明知道自己的这种恐惧是不合理的、没有必要的，但却无法控制这种情况，内心非常痛苦，从而影响正常的生活和工作。

有心理学家表示，从进化心理学的角度来看，虽然有时候“恐惧”对我们来说是一件好事，能够让我们在成长的过程中幸免于难，但如果失去了对恐惧的控制或是过分夸大某些事情的危险性，就会让恐惧变成麻烦和负担，从而影响我们的生活和工作。

从轻度幽闭空间恐惧症的患者来看，可能是由于个人的安全感缺失，自己的日常生活和工作过于压抑，从而造成巨大的心理冲击。有专家表示，逼仄的空间、局限的视野都会无形中让人产生愤怒、紧张不安等情绪。当这些不良情绪不小心被激活后，就会产生强烈的情绪反应。

比如，小孙是做电话销售工作的，每天都在一个逼仄又拥挤的工位上打电话，而且还要承受销售业绩的压力。在这个岗位上工作一两年后，小孙只要身处幽闭的空间中就会心生紧张、恐慌之感，他的脾气也变得越来越暴躁，稍有不顺就会发怒。

那么，如何才能找回缺失的安全感呢？如何才能走出幽闭恐惧的阴影呢？如何才能克服幽闭空间恐惧症呢？对此，有专家提出以下几点建议：

一是多做一些放松训练。比如，可以通过调整自己的呼吸，让身体的局部肌肉逐步得到放松。当肌肉慢慢放松后，我们就能通过调控自己的肌肉紧张程度来对抗可能出现的空间恐惧。

二是走进大自然。现如今，很多人都习惯在休息时躺在家中看电视、玩手机、玩游戏等，或是在商场、超市购物打发无聊的时间。对此，专家建议，在周末或是节假日，我们应当尽量远离城市生活，让自己走进大自然中。可以去周边的郊外或是小镇上住上两天，一来放松一下自己紧张的情绪，二来也给自己的心灵放个假。

三是加强体育锻炼。对于很多幽闭恐惧患者来说，由于长时间生活在狭小的空间中，他们的生活变得异常沉闷，从而导致情绪受到影响，也会有损身体健康。对此，专家建议，应该通过体育锻炼来调整自己的生活节奏，以加速血液循环，从而有效地缓解紧张不安等情绪。

四是药物治疗。如果患有幽闭空间恐惧症比较严重的，就需要根据医生的建议采用药物治疗，以此消除患者的焦虑、紧张不安等情绪，淡化恐惧。常用的药物有阿普唑仑、硝基安定等。

异性恐惧：我是不是太不“纯洁”了

田静今年20岁了，是一个漂亮而又文静的女孩。在父母的眼中，她是一个听话、懂事的孩子，对父母的话言听计从，从来不做叛逆的事情；在老师和同学的眼中，她的成绩一向优异，而且以高分考入了一所重点大学。现如今，田静在大学的成绩依然非常好，除上课以外，她就会一个人到图书馆看书。她的时间几乎都用在学习上，这让父母和老师都对田静赞许有加。殊不知，田静的内心一直处于痛苦之中。

原来，田静非常害怕与男生交往，所以到现在她一直都没有谈恋爱。只要有男生提出与她交往的请求，她都会立刻拒绝。其实，她的内心是非常希望自己能与男生接近的，可一旦对方接近她，她就会产生紧张不安、焦虑的情绪。

最近，田静倾慕的一位学长向她表白了，这本来是一件非常开心的事情。可是，当学长向田静表白时，田静紧张得脸都涨红了，额头上冒出细细的汗，而且目光不敢与学长接触，本来内心有些话想要说，却因为紧张不安而说不出一句话来。她就手足无措地站在那里。

学长以为田静只是害羞，还没有等她答应自己，就将准备好的表白信和花放在田静的手里。当田静的手与学长的手碰了一下后，田静像被什么东西咬了一下似的，立刻甩掉学长递来的表白信和鲜花，并且害怕得后退了好几步。这让学长有些灰心丧气，他以为田静很讨厌自己，只好捡起地上的表白信和花，神情落寞地离开了。

此时的田静感到很痛苦，她不知道自己到底怎么了，明明内心有与男生接近的强烈愿望，可一旦有男生靠近自己或是盯着自己，她就感到异常紧张、害怕……

其实，像田静这种情况是患了异性恐惧症。对于异性恐惧症患者来说，在他们的潜意识中，一方面希望能与异性接触；另一方面却会因此而产生严重的焦虑、不安等情绪。所以，他们在异性面前往往会感到很害怕，不敢与异性的目光相接触，也不敢与异性交谈；即使与对方交谈，也会面红耳赤、结结巴巴；一旦看到异性朝自己走过来，就会感到紧张不安，而且流汗不止。

一般来说，异性恐惧症大多出现在 14 ～ 17 岁的女孩身上。在这个年龄段，她们正处于上学或是升学的紧张时期。当内心出现有关性的妄想时，就会让她们觉得自己很不“纯洁”，从而让她们感到害怕，担心自己的这种妄想会影响学习和考试，所以会极度地压抑和克制自己成熟的性本能，从而背负着沉重的精神枷锁。这种冲突会消耗她们的精神能量，最终导致她们对异性产生恐惧。正如心理学大师弗洛伊德所言：“女孩在悔恨与羞耻中转变成女人，过度的性压抑就是异性恐惧症之源。”

对于异性恐惧症的患者来说，尤其是女生，她们在成长的过程中可能被家长过分地保护，家长从来没有教给她们关于性的知识，而在情窦初开时，内心产生的性妄想会让她们害怕不已，极度压制这种想法，从而让她们患上精神疾病。有心理学家曾归纳出这样的“等式”：心理冲突+灵魂患病+躯体异常=神经病源。可以说，产生这种病源的根本是心理造成的，会导致机体失调和生理发生障碍，而心理上的干扰往往要比流行性疾病或是地震更加危险，它如同一种致命的邪恶驻留在人的身体里。

有专家分析，异性恐惧症其实是一种心理倒错，对于异性恐惧症患者来说，他们恐惧的往往不是外在的性对象，而是他们内心的性妄想。这种倒错首先从视线中表露出来，即害怕与异性发生目光接触。当与异性相处时，总是强迫自己产生一些奇怪的想法。比如，对方非常讨厌自己、对方完全不穿衣服等。

其实，异性间相互吸引是非常正常的人际关系。那么，为什么有些人会对异性感到害怕呢？如何才能克服异性恐惧呢？对此，有专家提出以下几点建议：

一是家庭教育影响。在很多家庭中，由于父母采取封闭式的教育方法，特别是女孩子，父母总是给她们灌输要洁身自爱的思想，而很少给她们正面的指导和启发，所以她们有关性的知识和认识往往很片面，也对此感到困惑。有些人随着年龄的增长和知识的积累，这种困惑自然地得到消除，可有些人却因为困惑得不到消除，从而将这种问题长期地积累下来，导致其心理和行为受到影响，从而患上异性恐惧症。对此，专家建议，父母应该科学而合理地引导和教育孩子，以让他们形成正确的人际交往理念。

比如，上文的田静从小就被父母过分地保护起来，并经常告诉她要懂得洁身自爱，不要与男生打交道。所以，田静从小到大几乎都不与男生交往，从而造成只要是男生靠近她，她就感到紧张不安。

二是多与异性接触。一般来说，如果与异性接触的机会比较少，那么，接触经验就非常少，面对异性往往会感到不知所措，而越不知所措，就越感到害怕、不安。对此，专家建议，如果是接触异性的机会太少造成的，就需要增加与异性接触的机会，而不能一味地逃避，这样只能形成恶性循环。

三是妥善处理与异性交往时曾受过的挫折。有的人在与异性交往时可能被嘲笑过、冷落过，再次见到异性时就会感到有些难堪。而这种难堪久而久之会形成反感，最后发展成为紧张不安。对此，专家建议，不要因为与异性交往受到一点挫折就否定了自己与异性交往的能力，更不要因为挫折就不再与异性交往，而是要在与异性交往前，就将这些嘲笑、冷落预计在内，而且要相信自己一定会遇到彼此喜欢的异性，对方也一定会包容自己的一切。

比如，小婕在上学时曾被男生嘲笑和奚落“太像个男生，是一个十足的假小子”。可小婕并没有感到难堪和尴尬，她认为每个人有自己的风格，有的女生喜欢将自己打扮成公主，有的女生则喜欢打扮成男孩子的样子。所以，小婕还是勇敢地与男生交往。后来，有些男生很喜欢小婕真实而率直的个性，而且还有人当众向她表白。

恐婚族：为什么要被一纸婚书捆绑住

钱鑫与晓娟已经谈了三四年的恋爱，按理说，他们应该走入婚姻的殿堂了，可是晓娟却不这么认为，她认为谈恋爱挺好的，也非常轻松，不用顾虑那么多事情，何必非要用一纸婚书将两个人捆绑在一起呢？而且结婚太麻烦了，不仅要提前准备各种事情，还要两家坐在一起商量来商量去。所以，每次钱鑫提出结婚的事情时，晓娟就不愿与他谈论。

最近，钱鑫的父母催得比较紧，这让钱鑫不得不再次将结婚的事情向晓娟提出来。晓娟一听，立刻反感地问："为什么非要结婚呢？我们现在相处得不好吗？"钱鑫回答道："虽然我们现在相处得不错，但毕竟我们的年龄也大了，到了结婚的年龄了。何况最近家里人也比较着急，我们还是早点结婚吧。"

晓娟听了有些生气："结婚是我们两个人的事情，为什么家里一催，你就着急呢？我都说了多少遍我不想结了，你怎么不听我的呢？"钱鑫不甘示弱地争辩道："谈恋爱最终不就是为了结婚吗？哪有谈一辈子恋爱的。"晓娟更加生气地说道："反正我就是不想结，如果你想结，你找其他人结吧。"听了这话，钱鑫也很生气，不再与晓娟争论。

后来，钱鑫再提起结婚的事情时，晓娟便会沉默以对，采取“冷处理”的态度，这让钱鑫很无奈，而且不管钱鑫如何劝说，晓娟都死活不同意。

著名作家钱锺书先生曾在《围城》中说过这么一句话：“婚姻是一座围城，城外的人想进去，城里的人想出来。”可以说，每个人对于婚姻都有不同的理解：有的人认为婚姻是两个人相爱相守的最终承诺；有的人认为，一纸婚书虽然看似单薄，却能让爱情得以升华；也有的人认为，婚姻是爱情的坟墓，是将两个人捆绑在一起的枷锁。正是由于每个人对婚姻的理解不同，对于婚姻的看法也有所不同，所以有的人心怀憧憬，希望与心爱的人走入婚姻殿堂，而有的人却对婚姻心存恐惧，甚至成了“恐婚一族”。

恋爱、结婚本来是人生的喜事，可像晓娟那样面临结婚的人却总是会产生一种莫名的恐惧和顾虑，甚至在婚期来临前会产生想要临阵脱逃的想法。其实，这是一种逃避的心理在作祟，心理学家称这种现象为结婚恐惧症，是一种具有代表性的现代社会心理疾病。其主要表现是：易焦虑、烦躁、冷淡、沉默寡言等，这往往会对个人的生活和工作产生很大的影响。

那么，是什么原因导致有些人对结婚产生恐惧呢？有专家分析总结了以下几个原因：

一是父母失败的婚姻。如果孩子在小时候经常目睹父母吵架，就会对与异性在一起生活产生恐惧感。更为严重的是，有的孩子长大后会与异性完全隔绝，因为他们从父母那里只看到了吵架，却从来没有学习过如何与异性交往。另外，家庭暴力的影响也尤为严重。如果父亲经常用家庭暴力对待母亲，女孩长大后便无法与男性正常交往。

二是不愿承担责任。现如今，很多年轻人都是独生子女，总是习惯于接受他人的关怀和照顾，却不懂得如何照顾他人和承担责任。当婚姻临近时，他们发现需要自己承担的责任越来越多、越来越重，比如，需要还房贷、车贷，需要赡养老人等，这会让他们感到很害怕、紧张。另外，在结婚前，总听其他人讲一些有关婚姻的负面事情，更让他们心生恐惧之感。

比如，上文的晓娟之所以对婚姻产生恐惧，就是因为钱鑫每次与她谈论结婚的事情时总是会提及以后买房还房贷的事情，这让晓娟感到压力很大，就认为还是谈恋爱比较好，不用考虑这么多事情。

三是孩子问题。孩子问题有时候会成为结婚过程中不可调和的一种矛盾。夫妻一方非常希望有一个孩子，而另一方却不愿生小孩，这种不可调和的矛盾导致两个人经常会为此吵架，甚至最终以离婚收场。现如今，很多女性都会围绕孩子的问题不断逼问丈夫，导致家庭矛盾越来越大。比如，“生孩子难产时是保大人还是保孩子”“如果保大人，我以后不能生怎么办”等。

四是媒体与社会的负面宣传。如今，很多媒体经常对婚姻问题进行过多的剖析，将婚姻的阴暗面“暴露”出来，比如，夫妻婚内因种种问题而争房产、婚内出轨等。另外，社会舆论也对婚姻进行负面的宣传。一些准备结婚的人在看到或听到这些消息后会产生一种无形的压力和恐惧感，总是对婚姻抱着各种担心和恐惧。

在了解婚姻恐惧症产生的原因后，我们就可以寻找相应的解决方法了。对此，有专家提出以下几点建议：

一是用笔写出自己的担心和恐惧。专家建议，当自己感到担心、恐惧的时候，不妨用笔将这些想法写出来，看看自己到底是担心和恐惧哪些事情：是婚后没有了自由，还是担心未来经济压力比较大。其实，当我们将自己的顾虑写下来之后会发现，有些担心往往是多余的。

二是开诚布公地与身边的人及时沟通。如果发现自己的担心和顾虑确实存在，不妨找个时间与身边的人好好沟通一下。如果担心两个人的感情问题，可以与结婚对象开诚布公地谈一谈，这总比一个人畏缩不前要好得多；如果担心婚后不知如何处理与对方家庭成员的关系，则可以多花一些时间了解他们，尝试与他们相处、沟通，从而缓解自己对未知生活的恐惧；如果担心自己婚后的生活，不妨向身边结过婚的朋友或是自己的父母请教经验，以让自己做好心理准备，不再为此担心、害怕。

三是接受专业人员的心理辅导。如果对婚姻的恐惧较为严重，不妨接受专业心理咨询师的指导，在专业人士的指导下做一些放松训练，以培养积极的心态和情绪，最终消除负面的情绪。

勇气和自信：练就一颗“强心脏”

有一个小男孩非常害怕家养的动物，但这些动物并不是体积庞大的马或是驴等，而是体积中等的鹅。也不知为什么，他只要看到鹅就会吓得全身发抖，看着它们伸着脖子朝自己走来，他就担心它们是来啄自己的。

有一次，他去叔叔家里玩耍，正玩得开心的时候，一只大白鹅突然朝他跑了过来。他顿时吓得哭了起来，边哭边逃跑。之后，他就对鹅心存阴影。

一次，他再次到叔叔家玩耍。这次到叔叔家之后，他千叮咛万嘱咐叔叔，一定要将家里的鹅看好了，别让它们跑出来了。可是，叔叔有很多事情要忙，后来就把这件事忘记了。

当他正玩得开心时，上次那只大白鹅再次“逃”了出来，朝着小男孩飞奔过来。这次，他依然撒腿就跑。可是，就在他逃走时却发现叔叔挡住了他的去路，手里拿着一个笤帚，严肃地对他说：“难道你想一直被鹅追赶着吗？难道你要一辈子都害怕它吗？如果你想不再惧怕它，就要勇敢地战胜它！你要相信自己一定可以做到。”说着，将手中的笤帚递给了小男孩。

小男孩犹豫地接过笤帚，望着叔叔，又转过身，望着即将冲到眼前的大白鹅。他举起笤帚冲着大白鹅吼叫一声，并冲向它。大白鹅见此状，立刻掉头逃跑了。本来小男孩内心还有些怯懦，看到这样的情景，他立刻有了勇气，奋力追赶大白鹅。最后，他还用笤帚打了一下那只鹅，鹅顿时吓得落荒而逃。此时，他感到很满足和开心：原来自己一直惧怕的动物，这么不堪一击啊。

之后，他再也不怕鹅了，而且那只鹅再见到他都会躲得远远的。他非常感谢叔叔，可叔叔却告诉他：“这是因为你的勇气，和我没有任何关系。”从此，小男孩明白了一个道理：越是自己害怕的事物，越要勇敢地面对。只要自己有决心、有勇气面对，就一定能将恐惧打败。

这个小男孩的名字叫艾森豪威尔，他曾做过美国总统，是美国历史上唯一当上总统的五星上将。虽然出身贫寒，可历经苦难的他却走到了人生的顶点。他用自己的经历和事实告诉我们：“要想以后不害怕，那就战胜它！”在日常生活和工作中，我们总会被各种恐惧困扰着，并被恐惧打倒。其实，很多时候我们并不是被恐惧打败的，而是被自己打败的。只要克服内心的恐惧，鼓起勇气去面对，并与其抗争，就必然能够战胜恐惧。

美国著名推销员弗兰克说：“如果你是懦夫，那你就是自己最大的敌人；如果你是勇士，那你就是自己最好的朋友。”所以，想要战胜恐惧，想要练就一颗“强心脏”，就要在生命中注入勇气，因为勇气能够帮助我们斩除绊住腿脚的荆棘。

比如，刚开始学习游泳的人对水往往心存畏惧之感。此时，最好的办法就是拿出勇气，进入水池中，与水亲密接触，恐惧感会渐渐有所缓解。与水熟悉之后，反复地练习，恐惧心理就会逐渐消失。

其实，勇气是可以通过后天经历锻炼出来的。英国著名作家萧伯纳在年轻的时候因为胆小而不敢见人，当被人邀请去家中做客时，他总是会在门前徘徊良久，却不敢上前去敲门。可后来，他却因为幽默的演讲而闻名于世，靠的正是后来的勇气训练。那么，如何在自己的生命中注入勇气呢？如何练就一颗“强大的心脏”呢？对此，有专家提出以下几点建议：

一是积极面对任何恐惧。不管我们恐惧什么，都不要一味地躲藏和逃避，因为逃避并不是办法，只有积极地面对，才有可能接受和熟悉并克服恐惧，最终才能战胜它。比如，艾森豪威尔在小时候因为对鹅心生恐惧，所以每次看到它就会吓得飞快地逃跑，可后来他勇敢地面对它时，才发现对方竟然如此不堪一击。

二是对自己做出客观的评价。只有看到自己的优势和不足，肯定自己的才能，并用积极的态度来看待自己的缺点，才能摆脱自我束缚。

三是积极参加一些集体活动。有专家表示，多参加集体活动往往可以帮助我们克服恐惧的心理，也能让我们更加勇敢地面对困境。

除勇气能够练就一颗“强大的心脏”，让我们战胜恐惧外，自信也会让我们无所畏惧。在自信的支持下，我们能够直面恐惧，变得无所畏惧。正如富兰克林·罗斯福所言：“实现目标的唯一障碍就是今天的怀疑，让我们以积极的自信心坚定地向前迈进。”

有一天，拿破仑去树林中打猎，突然听到不远处传来呼救的声音，他急忙循着声音找了过去，发现有人落在水中。眼看那人即将被水淹没，于是，拿破仑立刻拿起猎枪指着那人喊道：“你赶紧爬上来，要不我就开枪打死你。”那人听了竟然奋力地游到岸边，最终上了岸。

那人死里逃生后，气愤地质问拿破仑：“你为什么说要开枪杀我？”拿破仑却微笑道：“如果我不这样说，你就不会拼命游向河边，那样你肯定就会被淹死。因为我也不会游泳，只能采用这个方法。”

落水的那个人由于对死亡的恐惧而让他差点丧命，而他得救的方法也是因为对死亡心生恐惧。当人面对死亡的威胁时，完全有能力进行自救，就是依靠潜能自信，拿破仑正是运用这一点而让落水者死里逃生。

所谓的潜能自信就是指当人陷入险境时，会爆发出一种自信的潜能。很多人在面对恐惧时，往往会被恐惧所摧毁，所以，我们不要在恐惧面前迷失自己，而是要始终保持自信，这样才能走向成功。正如心理学家丹尼斯·威特利所说：“多数成功者相信自己的价值，健康的自信是通往巨大成就和幸福的大门，或许这比其他的品质显得更重要。”那么，如何才能建立自信来战胜恐惧呢？对此，有专家提出以下几点建议：

一是学会肯定自己。有位诗人曾这样赞美自己的朋友："尽管你的天空不是最亮最大，但它是属于你自己的；你也许不是最优秀的，但却是很独特的。"所以，我们要学会肯定自己，才会越来越有自信。

比如，可以在纸上写出自己的三个优点和缺点。当做某件事时，多想想自己的优点以及自己曾经做成功的某些事情，就能有效地提升自信。这就是所谓的自信蔓延效应，会让我们变得更加有自信。

二是给自己树立恰当的目标。如果目标定得太低，很容易实现的话，往往无法增强自己的自信；但如果目标定得太高则无法实现，会让我们丧失自信。所以，我们应该为自己树立合理而恰当的目标，让自己用力跳起来时刚好能碰到，才能不断地提升自信，战胜恐惧。

三是运用自我暗示，强化正面心理，避免负面强化。比如，当我们遇到困难和产生恐惧时，在心里不断地对自己说"我一定可以的""我肯定能做到"之类的话，就会强化自己的积极心理，从而不断地提升自信。

Part3

浇灭愤怒：别让愤怒之火烧伤自己

俄国著名作家列夫·托尔斯泰曾说过：“愤怒使别人遭殃，但受害最大的却是自己。”的确，当人处于愤怒的情绪时，很容易被愤怒蒙住双眼，从而失去理智，做出错误的判断，最终做出让自己后悔不迭的事情。

为何愤怒之火总易燃起

周末，苏然受到好朋友的邀请，让她到家里做客。在去朋友家的路上，苏然心想去他人家中做客怎能空手而去，于是，在经过水果店的时候她准备买一些水果。

当苏然在水果店买香蕉的时候，发现她所选的那串香蕉有两根已经变黑了，而且还有一些疤痕。她本想询问一下店主能不能将那两根坏的香蕉掰下来，可她发现店内的客人比较多，店主正在忙着算账。于是，苏然便直接将其掰掉，放在一堆香蕉旁边。

苏然选好其他水果之后便去找店主结账，当店主算钱的时候看到苏然拿来的一把香蕉，再看了看香蕉摊位上有两根孤零零的香蕉，便质问苏然："是你将那两根香蕉掰下来的吗？"苏然不以为然地回答道："那两根香蕉已经坏了，刚刚想询问您是否能掰，但您正在忙，我就没有多问，直接将它们掰下来了。"

店主有些不满地说道："那你也不能不经我的允许随意将香蕉掰下来，这样我还怎么卖？"苏然也有些不快："我总不能买坏的香蕉吧？何况我是买这些水果去朋友家做客的。"可店主却不依不饶，还在那里嘟囔着，这让苏然感到很气愤，心里有些窝火，说话也没了分寸："你将这坏的水果卖给客人就有些缺德了，人家吃坏了肚子怎么办呢？"

店主一听，立刻生气道："你说谁缺德呢？你怎么这么没有教养？"苏然听了更加气愤，与店主吵了起来。后来在其他人的劝解下，苏然才愤愤地离开了水果店。水果没买成，朋友家也不想去了，苏然给朋友发了一个短信，就气呼呼地回家了。

在日常生活中，我们常常会遇到类似的事情：夫妻间会因为一点小事而吵架，最后两人愤怒相向；孩子因为淘气或是不好好学习，父母便会因此气愤不已；上司责骂下属，下属对此心生怨气……这些事情都会让我们的愤怒之火迅速燃起来。

人们的"愤怒"到底是从何而来呢？为什么我们总是很容易生气呢？愤怒是指个体的愿望无法实现或是为达到某种目的采取的行动受到挫折时引起的一种紧张且不愉快的情绪，这是人们在受到外界的某种刺激时产生的反应。正如一位心理学家所说："愤怒的情绪来自于那些让我们感到不公平的事。"

所以，愤怒是一种正常的情绪反应。可是，从本质上来看，愤怒分为健康的愤怒和不健康的愤怒。所谓健康的愤怒是出于理性的思考，在客观分析引起人们愤怒情绪的起因后，形成正确的认知行为，即我们常说的"对事不对人"。在这种状态下，人们往往不会做出过分的攻击行为，更不会殃及池鱼，向其他人肆意发泄自己的不满。

比如，小王的领导虽然在工作上会因为某些事而生气，但他从来都是对事不对人，事情解决后，他就会像往常一样对待员工，从来不会因为员工做错某件事而对其大发雷霆。

而不健康的愤怒则会对人的身心健康产生很大的影响，往往不经过大脑的理性思考，一旦出现愤怒的情绪，就会失去冷静思考的能力，对他人进行言语、肢体攻击等，而且还会殃及其他人，从而形成连锁反应，让周围的人都受到伤害。

比如，某位顾客在饭店用餐时，因为他所点的饭菜迟迟未上，这让他大为恼火。当服务员前来解释时，他不仅恶语相向，竟然还拿起桌子上的开水泼向服务员。当家人和其他人对其进行劝阻时，他还连其他人一起痛骂。

另外，还有一种“自尊感情”的情绪，即认为自己是有价值的，但并不是我们常说的“自尊心”。当我们听到他人说“你这个人没有价值”“你不配做人”等话时，就是伤害了自己的自尊感情。其实，这种话很容易激怒他人，对方往往会出于自尊感情而对说话者进行语言、肢体的攻击，这也属于不健康的愤怒情绪。一般来说，“自尊感情”高的人对他人的侮辱言语或行为并不在意，也不会影响自己对自己的评价，更不会因此而愤怒；而“自尊感情”比较低的人，则一点侮辱也忍受不了，会立刻动怒。

那么，如何才能控制我们的愤怒之火呢？对此，有专家提出以下几点建议：

一是用知识充实自己的头脑，克制自己冲动的情绪。想要控制自己的愤怒之火，就需要多读书、多学习，用丰富的知识来充实自己的头脑，拥有更多的社会、人生方面的知识，以完善自己的道德意识。让我们知道什么是好的、坏的、美的、丑的等，让自己更深刻地认识问题，从而更理智地处理问题，最终更好地克制自己的冲动情绪。

二是学会控制自己的想法。当我们生气的时候应学会控制自己的想法，用理智来化解外界的刺激。比如，当他人不小心踩了我们一脚时，不妨试着这样想：人家也不是故意的，虽然被踩了一下有点疼，感觉有点心烦，但也没有多大的事儿，发火也解决不了任何问题，最后还要生一肚子的气。

三是试着推迟发怒的时间。如果我们总是因为某件事而愤怒，不妨试着推迟自己的发怒时间。比如，如果这次是 10 秒后发怒的话，下次就推迟到 20 秒……一旦意识到能延迟自己的愤怒，我们就能学会控制自己的愤怒之火，渐渐地，我们就能完全掌控愤怒。

怒火攻心，愤怒会让全身“中毒”

张彬是某公司的员工，在公司已经做了两年多了。可是，让张彬非常苦恼的是，自己的顶头上司是一个喜怒无常的人，只要下属稍微有些过失，他就大发雷霆，训斥的话语非常难听。因此，张彬几度产生辞职的想法。

近日，当张彬将一份报表交给上司的时候，上司在看完报表后发现其中有一处错误，顿时，他的脸变得阴沉下来，厉声对张彬说：“你怎么连这点小事都做不好，真是一个废物。”张彬一听，心里顿时感到很窝火：至于吗，一点小错误就受到这样的指责。虽然他心里很生气，但当着上司的面又不好发作，所以一直隐忍着。从上司的办公室出来后，他边工作边生闷气，工作也做得非常不顺心。

在下班坐车的时候，张彬还是感到心气不顺。当他正在闷闷不乐的时候，公交车突然急刹车，一个乘客没有站稳，一下子踩在张彬的脚上。这让张彬顿时很火大，愤怒地大声质问对方：“你怎么回事呢？”对方自知理亏，但听张彬语气这么差，也没有道歉，愤怒地反击道：“这不是急刹车吗？谁能预料到啊！至于吗，一个大男人因为这点小事斤斤计较。”后来，两个人在车上你一言我一语地争吵起来。

回到家后，张彬越想越感到火大：自己在公司是“受气包”，没想到在路上还遇到让自己气愤不已的事情。直到睡觉，他都闷闷不乐。

几个月后，在公司组织的体检中，张彬被检查出来心脑血管有问题。当得知生病的原因竟是因为经常生气引起时，张彬感到很震惊：难道生气会对身体造成这么大的伤害吗?

的确如此。当人生气、愤怒的时候，全身的肌肉、心率、血压、呼吸频率等都会有反应。有医学专家表示，当人处于愤怒的情绪状态时，身体会分泌大量的肾上腺素，导致血压突然升高。所以，愤怒会对心脑血管系统产生非常严重的影响。《黄帝内经》中也指出：“怒伤肝、喜伤心、忧伤肺、思伤脾、恐伤肾。”可见，愤怒对身体健康的影响有多大。

有研究发现，当人生气的时候，会产生非常剧烈的生理反应，而且分泌物还具有“毒”性。所以，经常发怒的人很难保持身体健康。

对于很多人来说，愤怒往往是最不易处理的一种情绪。调查发现，每个人每周都会发怒两次，而且男人的发怒强度往往更大一些，女人发怒的时间则更长。经过研究发现，当人生气的时候，10 分钟消耗的精力不亚于参加一次 3000 米的赛跑。

有专家认为，虽然愤怒和长跑都会导致人的血压上升、心跳加快，但长跑是血压缓慢上升，并且会出现心跳加快，但回落的过程也同样比较缓慢。但是当人愤怒的时候，血压是瞬间上升的。尤其是身体不好的人或是一些年纪比较大的人，在愤怒时很容易出现脑溢血、心肌梗死等，并且还伴有失眠、多梦、心烦意乱等症状，从而会诱发更多的疾病，严重者，还会引发猝死。比如，三国时期的周瑜，总是因为诸葛亮的才能高于自己而生气，最终，他因为生气导致箭疮迸裂，连叫数声“既生瑜，何生亮”而气绝身亡。

除影响身体健康外，愤怒还会对人的判断力产生很大的影响，并会严重损害人际关系。当我们处在愤怒的状态时，会自以为是地对威胁做出反应，但这样看起来却愚蠢至极。比如，小王因为一点小事而与同事发生了争吵，当其他人过来劝阻的时候，他却怒不可遏地说道：“狗拿耗子——多管闲事，你们管好自己的事情就行了。”之后，很多人都不愿与小王相处了。

在日常生活中，愤怒似乎成了很多人的生活常态。针对各国人等红灯的忍耐时间调查发现，德国人忍耐的时间是 60 秒，英国人是 45 秒，美国人是 40 秒，而中国人则仅有 15 秒。为何向来隐忍的中国人越来越控制不住自己的愤怒之火呢？有心理专家分析，一是各种压力是产生愤怒的根本原因；二是远离自然环境，让生活在城市中的人们感到越来越不安；三是缺少沟通和朋友，只能通过发怒来宣泄内心的不平。

那么，既然知道愤怒会对身体和心理造成如此严重的影响，我们应如何缓解自己的愤怒呢？对此，有专家提出以下几点建议：

一是深呼吸，借助其他事物来转移自己的愤怒。当我们处在发怒的状态时，不妨深呼吸几次，并借助其他东西转移自己的愤怒。比如，闻一闻身边的花草。因为嗅觉对人体会产生很大的影响，能够影响后脑、前脑等。所以当我们生气时，可以闻一闻身边的花草，并深呼吸四五次，你会发现自己的愤怒情绪有所缓解。

二是降低自己的声调和语速。当我们生气发火的时候，最明显的表现就是声调非常高，而且语速也不由自主地加快。所以，当发现自己即将发怒的时候，即便已经是怒火中烧，也不妨要求自己降低说话的声音，并且用缓慢的语调说出来，这样你会发现怒火在渐渐平息。

三是暂时回避让我们产生愤怒的人或物。当形容一个人生气的状态时，我们常会用“怒目相视”这个词。面对让我们生气的人和物，只会因为缺乏考虑而起冲突，而且很容易产生更大的矛盾。所以，当处在愤怒的状态中时，不妨试着暂时回避让我们产生愤怒的人或物。虽然这看似是很软弱的一种方法，但却可以缓解我们的愤怒情绪，避免与他人发生更大的冲突。

比如，在东晋时，蓝田侯王述性格比较急躁，只要遇到一点不顺心的事情，他都会暴怒不已。有一次他在吃鸡蛋时，用筷子夹鸡蛋没有夹住，便相当气愤，竟然将鸡蛋扔在地上，并将其踩得稀烂。为了缓解和控制自己的愤怒，他在与人交往时往往会面壁。一次，有人对王述痛骂不已，而且言语有些粗鄙，可王述却面对墙壁，一句话也不说。那人骂了半天见王述没有反应，便气愤地离开。当那人走后，王述则坐下来继续做自己的事情。

别让“愤怒炸弹”炸伤自己和他人

程明是某公司的销售人员，公司每个月都会对销售业绩进行评比，而程明在最近几次评比中都是倒数，因此，领导对他进行了严厉的批评，这让他很窝火和恼怒。

回到家后，他看到妻子还没有做饭，而儿子则在一边玩游戏，顿时怒火中烧，将火气都撒到了妻子和儿子身上，对妻子大吼道：“你这么早回来为什么还不做饭，在家干什么呢？”还没等妻子回应，他又转而对儿子训斥道：“天天就知道玩游戏，瞧你那破成绩，滚回房间里温习功课去！”说完，还怒气冲冲地推了儿子一下，儿子立刻“哇哇”大哭起来。

妻子见此状，很不满地说道：“你是吃枪药了吗？还是神经有问题了？为什么要冲我们发这么大的火，我也是刚刚接完孩子回家，正准备休息一会儿就做饭呢。儿子的作业已经在学校做完了，你打他干什么呢？”程明却不依不饶地指责道：“你们两个天天在家什么也不干，我一个人累死累活地在外面打拼，还不能说两句了吗？”

两个人你一言我一语地吵了起来，儿子则在一边哭个不停。这让程明更加恼怒起来，像一头发疯的野兽般，他开始从言语指责升级到动手，先用力地将妻子一把推倒在地，然后猛踹儿子一脚，儿子哭得更厉害了。

后来，到了半夜儿子还哭闹不已，这让妻子不免有些担心，急忙将儿子送到医院。经医生检查得知，儿子的软组织受到了损伤。程明得知这一情况相当懊悔。事后，儿子非常害怕程明，见到他就躲起来；而妻子也搬回娘家住，并向程明提出了离婚。

愤怒就像一枚炸弹，它具有极强的破坏力，不仅会炸伤自己，还会炸伤其他人。上文的程明正是因为没有控制好自己的情绪，让愤怒之火蔓延至妻儿身上，不仅让儿子深受其害，还影响了他与妻子的感情生活，甚至影响了自己的工作。由于妻子向程明提出离婚，导致他无心工作，最终，程明不得不选择辞职。

如果我们很难控制自己愤怒的情绪，可能还会做出难以预料的行为，并会对他人和自己都造成严重的伤害。正如德国犯罪学家弗里德里克所说："假如愤怒的刺激充足，几乎可以使人人犯杀人罪。那些从来不犯这种罪行的人，并非自制力过人，实在是没有遇到过相当境遇。"所以，人在受到足够的刺激后会加剧愤怒的情绪，从而会让人丧失理智，做出冲动且不计后果的事情。

英国著名作家莎士比亚的著作《奥赛罗》中的主人公奥赛罗是威尼斯的一名勇猛的将领，他与元老的女儿真心相爱，并顶着巨大的压力与相爱的人结了婚。可是，奥赛罗的一个手下却非常阴险狡诈，他一心想要除掉奥赛罗。于是，他精心设计了很多圈套，以挑拨奥赛罗与妻子的感情，他声称她与另一名副将的关系非同寻常，还伪造了定情信物等。奥赛罗得知这些事情后信以为真，被愤怒蒙住了双眼，完全失去了理智，掐死了自己的妻子。当得知事情的真相后，他悔恨地拔出剑自刎殉情。

回归现实，同样也发生过因愤怒而做出令自己后悔的事情：曾有媒体报道称，一个十几岁的男孩子在上公交车时非要从中门上，司机告诉他应该从前门上，于是，男孩便与公交司机发生了激烈的争吵。在争执的过程中，气愤难耐的男孩顺手操起路边的石头朝公交车砸去，而且还不小心伤了路边的人。最终，男孩以“寻衅滋事”“故意伤人”等罪名被起诉。此时，男孩才懊悔万分，后悔不应该因为自己一时的愤怒而做出这种蠢事。

在日常生活中，我们会因为愤怒而做出很多让自己后悔的事情。由于我们的不理智，导致愤怒的情绪不断滋生和蔓延，最终爆发出来，不仅伤害自己，更伤害他人。

所以，我们要学会控制自己的情绪，尽量避免这种情况发生，正如心理学家所说：“我们无法控制自己的生理反应，但是能控制自己的思想和行为。”那么，如何控制自己的愤怒情绪呢？如何来调节自己的愤怒情绪呢？对此，有专家提出以下几点建议：

一是学会及时与自己交流，与他人沟通。当感到自己的愤怒之火即将燃烧时，应及时与自己的感觉交流，问问自己：到底是因为什么事情让自己生这么大的气、发如此大的火？愤怒是不是就可以解决问题了呢？当与自己交流之后，我们会发现，愤怒是毫无意义的，它只会让事情变得更糟糕。此时，我们的情绪也会逐渐稳定下来。

如果自己被愤怒的情绪困扰，始终无法走出来，可以及时地向身边人求助，与他人进行沟通。也许对方的几句劝解，会让我们醍醐灌顶，尽快摆脱负面的情绪。

二是用相机拍下自己愤怒的样子。如果自己总是因为一点小事而发怒，可以在自己心情好的时候告诉家人，当自己发怒时用相机拍下来。在事后看到这些照片中自己的模样，我们必然会大吃一惊，因为人生气的样子是非常难看的，不信，在生气的时候看看镜子中的自己就知道了。

三是懂得退让和换位的思维方式。俗话说得好："退一步海阔天空。"当我们的愤怒之火上升的时候，我们可以采取退让的方式，站在对方的角度来思考一下，如果换作是自己，又会做出怎样的行为呢？通过这种退让和换位的思维方式，往往能让我们客观地思考整个事件的过程，从而缓解自己愤怒的情绪。

后悔药难买，愤怒时不要轻易下决定

成吉思汗非常喜欢打猎，经常会带一群人马外出打猎。一天，天刚蒙蒙亮，他就带领众人出去打猎。可直到中午，他们都没有任何收获，只能败兴而归。可是，回到帐篷中的成吉思汗并不甘心，他决定自己只身再去一次，一定要打到猎物。于是，他带着弓箭以及自己最珍爱的猎鹰出发了。

为了能够打到猎物，成吉思汗特意选了一条比较偏僻的小路。可是，烈日炎炎，所带的水很快就喝完了。走了很长时间，不仅没有看到猎物，也没有找到任何水源，这让他的脚步变得异常沉重。终于，又走了很长时间后，成吉思汗发现一个山谷中有水从上面一滴滴地滴下来。见此状，他非常开心，立刻从打猎的包中拿出一个杯子，耐着性子接着一滴一滴滴下来的水。

当接到半杯水时，耐不住饥渴的成吉思汗想要先喝几口。可是，他刚把杯子送到嘴边，心爱的猎鹰却像疾风般飞了过来，并将他手中的杯子打翻。看到好不容易接到的水被打翻了，成吉思汗顿时感到很气愤。他以为猎鹰只是在跟自己闹着玩，便无可奈何地拿起杯子重新去接水。

可他再次接到半杯水准备要喝时，猎鹰又将其打翻了。这让他相当愤怒，也不再想着这只猎鹰曾经为自己立下“汗马功劳”了，不再想着它是自己的心爱之物了，取而代之的是报复之意。于是，他继续拿起杯子接水，当他准备喝的时候，悄悄地取出身上的尖刀，当猎鹰再次飞来时，他迅速拿出刀，将猎鹰杀死了。

不过，当他杀猎鹰时却不小心将杯子掉进了山谷中，这让他无法再接水喝了。但他想到，既然水是从山上滴下来的，上面必然有水源。于是，成吉思汗忍着饥渴，用尽力气向上爬。历经一番辛苦后，他终于爬上了山顶，果然看到了水源。

成吉思汗非常开心，正打算蹲下身子喝个够时，抬头却发现一条毒蛇的尸体。此时，他才明白：原来猎鹰一次次打翻杯子，是在救自己啊，是担心他喝下水会中毒。这让他后悔不已。他带着自责回到了营帐中，并对自己说：“以后绝不会在愤怒时做决定！”正是这次经历，让成吉思汗避免了很多错事，也给他建立帝国大业带来了很大的帮助。

俄国著名作家列夫·托尔斯泰曾说过：“愤怒使别人遭殃，但受害最大的却是自己。”的确，当人处于愤怒的情绪时，很容易被愤怒蒙住双眼，从而失去理智，做出错误的判断，最终做出让自己后悔不迭的事情。

有媒体曾报道过这样一则新闻：一个年轻的女子开着一辆宝马车路过一个自行车修理铺时，不慎将正准备修的自行车蹭倒了。可女子下车看到自己的豪车被剐蹭了，反而要求修车师傅赔偿，还对其辱骂不止。后来，她还将自己的父亲叫到现场。而其父到了之后，没有了解事情的前因后果，便直接拿起修车铺旁边的打气筒朝着修车师傅猛砸。不仅如此，女子的父亲还让修车师傅拿出5000块钱赔偿损失。

修车师傅被打得鼻青脸肿，他声称自己马上回去拿钱。可是，当他回来时，快步走到女子的父亲跟前，并从怀中掏出什么东西。只见，年轻女子的父亲应声倒地。原来修车师傅手持水果刀捅向了对方，并连刺几刀以发泄心中的怒火。不仅如此，他还将已经吓得目瞪口呆的年轻女子从车子中拽出来，狠狠地刺向对方。最终，修车师傅因为涉嫌杀人而被警方拘捕。

为什么会发生这样的事情？正是因为当事人被愤怒冲昏了头脑，丧失了理智。有心理学家表示，当一个人处于愤怒的状态中时，他/她的智慧、修养等都会大大地“退化”，所说的话、所做的事、所有的决定都是极端错误的，被愤怒蒙蔽双眼后，悲剧往往在一瞬间就发生了。

所以，愤怒的情绪就像一把双刃剑，虽然有时候发泄情绪能够缓解一个人的压力，但如果处理不当，就会让人们完全丧失自我、失去理智，从而铸成大错，造成难以挽回的局面。到那时即使再后悔，也于事无补。那么，如何才能让我们控制愤怒的情绪呢？如何才能避免在愤怒的状况下做出错误的决定呢？对此，有专家提出以下几点建议：

一是健康而合理地发泄愤怒。健康而合理地发泄愤怒是一种智慧，能够保证自己不受伤害，也不会伤害其他人。其实，发怒与攻击行为并不能相提并论，发怒只是一种正常的心理反应，可攻击行为却是一种过度的反应，往往会带来难以预料的后果。比如，有些人在愤怒时就会选择飙车、寻衅滋事等，这不仅会伤害自己，也会对其他人造成伤害。

所以，不妨通过运动或是其他一些健康的方式来合理地转化愤怒的情绪。比如，明朝的李讷性格非常火爆，总是因为一点小事而大发脾气，不过，他很喜欢下棋，一下棋他的心态就会平静下来。所以，只要在他愤怒难耐时，家人就会悄悄地将棋盘放在他的跟前。见此状，李讷便会调整心态与他人对弈，怒气也渐渐消散。

另外，如果自己无法控制，可以咨询专业的心理学人士，将自己的真实感受表达出来，让愤怒情绪得到有效的缓解。

二是学会总结并吸取教训。当我们发怒之后，试着弄清自己愤怒的原因，并将自己的想法告诉身边的朋友，以让对方帮助我们厘清情绪，将愤怒当成一次学习的机会，下次再遇到类似的情况，尽量控制自己的怒火，以免对自己或他人造成伤害。

当我们排队买东西时，由于人比较多，而且等候的时间比较长，再加上还有人会加塞，自然很容易发怒。但如果我们与身边的人交谈之后，想想其实也没有什么大不了的事情。与其在那里发怒或是与他人恶语相向，不如好好享受当下的时光，以让自己的情绪渐渐平和。下次再遇到这类事情，我们就知道如何缓解自己的愤怒了。

心平气和：平息怒火的“灭火器”

在英国，有一个著名的剑手叫欧玛尔，他的剑术了得，很多人都是他的手下败将。这让很多剑手都慕名前来与他决斗，一较高下。不久，欧玛尔就遇到了一个对手，这位剑手的剑术非常棒，每次欧玛尔与他决斗都分不出胜负。所以，两个人斗了30年还是分不出高低。

有一次，当欧玛尔与那个对手决斗时，对手突然从马背上摔了下去。此时，只要欧玛尔立刻跳下马背，就可以一剑将对方刺死。可是，正当欧玛尔挥剑指向对手时，对方却朝欧玛尔吐了一口唾沫。本以为欧玛尔会恼羞成怒，直接用剑刺向对手，谁知，欧玛尔却立刻停了下来，对那位倒在地上的对手说：“今天我们就战到这里吧，待我们重新调整之后，改天再一决高下。”

这让对手很不解，他以为欧玛尔是怕了自己，便站起来气势汹汹地对欧玛尔说：“不行，我们今天就要决出胜负。”欧玛尔心平气和地回答道：“我们斗了30多年，一直分不出高低，这30年来，我一直都在修炼和提醒自己，与你决斗时不要带有任何的不平之气。刚刚你向我吐唾沫，这一行为是对我极大的侮辱，在那一瞬间，我是相当愤怒的。可是，如果我在愤怒之下将你杀了，我并不会感到自己获得了胜利。与你决斗这些年，我很欣赏你的剑术，但你这样对我，让我今天无法再与你决斗下去。”

有心理学家表示，我们不能因为别人发怒，而让自己变得怒不可遏。当他人发怒时，我们应该心平气和地面对。一位金融家曾说：“对方的勃然大怒对于我自己的处境反而有帮助。”

美国石油大王洛克菲勒曾因为一件案子遭牵连而被他人告上法庭。在开庭之前，对方的律师曾给洛克菲勒写过几封询问洛克菲勒公司信息的相关信件，但这些询问的事情在法律上那位律师无权过问，所以洛克菲勒并没有回复对方。可在法庭上，当那位律师言辞激烈地让洛克菲勒拿出那些信时，洛克菲勒却心平气和地做出了答复，并没有被对方盛气凌人而又粗暴无礼的态度影响。

最后，那位律师气得发狂，但洛克菲勒却从容地坐在法庭中，好像一切事情都与他无关。结果，那位律师因为气愤过度而乱了分寸，失去了胜诉的机会，法官宣判洛克菲勒胜诉。

这就是平息怒火的“灭火器”——心平气和应对他人的愤怒：当对方越是愤怒，我们越要从容和镇定，好像事情与我们无关似的。反之，如果他人对我们大发脾气，我们无法克制自己的情绪，就会做出种种不合理的事情。其实，那位律师之所以用那么粗暴而恶劣的态度质问洛克菲勒，就是想要以此激怒他，从而让他落入自己所设的圈套之中。

因此，当我们想发怒的时候，先要想一想怒火的爆发会对我们产生什么样的影响，当意识到它可能会损害我们自身的利益时，我们要学会用心平气和的态度来平息怒火。那么，如何才能做到心平气和呢？对此，有专家提出以下几点建议：

一是提前释放自己的怒气。当我们遇到不顺心的事情时，提前将自己的愤怒之气释放出来，而不要强忍着怒火或者是在事后冷嘲热讽。因为在第一时间表达出自己的不满和怒气，就会减少对自己的伤害，让自己更有时间心平气和地做自己想要做的事情。

二是学会接受自己。在大多数情况下，我们之所以看不惯他人是因为接受不了自己。我们需要接受一个事实：每个人都会犯错误，每个人都存在不足，只有学会接受自己，才能接受他人所犯的错误。只有接受自己的不完美，才能接受他人的不足。渐渐地，我们就不会有那么多看不顺眼的事情了，也就能心平气和地应对各种问题了。

三是试着回顾自己的愤怒情绪。如果我们总是很容易愤怒、发火，在愤怒之后，试着回顾自己的愤怒情绪，找出让我们发怒的原因。比如，当我们将自己的秘密告诉要好的朋友后，对方却告诉了其他人，得知这件事后我们非常愤怒。可是，当我们愤怒的情绪得以平息后，试着想想自己为什么会生这么大的气，是因为朋友没有为自己守住秘密而生气，还是因为其他人知道自己的秘密而感到难堪，抑或是气自己不该将这个秘密告诉朋友呢？当了解清楚自己生气的原因后，想想如果下次再发生这样的事情，应该怎么做，这样我们才能心平气和地面对。

怒火燃起前试着换位思考

有一对夫妻因为在一起生活的时间太久了，丈夫对妻子越来越不满，总是对妻子愤怒相向。他认为自己一人辛苦在外工作养家，而妻子每天清闲地待在家中，却没有将家里料理好，所以他一遇到什么不顺心的事儿，就会指责妻子。有时候，他还会产生这样的想法：如果与妻子换一下身份，让她每天出去工作，而我清闲地待在家中多好呢！于是，他请求神帮他与妻子换一下身份，神答应了他的请求。

第二天醒来时，丈夫发现自己确实与妻子的身份对调了，他非常开心，开始按照妻子的“机制”来做事：在床上伸了一个懒腰后，他开始走进厨房准备一家人的早饭。在早饭做好之后，接着去叫醒还在床上“呼呼”大睡的“老公”和孩子，一边安慰哭闹的孩子，一边给孩子穿衣服。在整理完毕后，开始给孩子喂早餐，自己却顾不上吃一口饭，在喂好孩子后，又急忙将他们送到学校。

回到家中之后，他没有来得及休息，想起“老公”的西装需要送到干洗店去清洗。在出门前，想起自己的早饭还没有吃，桌上、厨房里还有一些餐具需要清洗。于是，他随便吃了几口残羹冷炙后，便进行清洗。整理完毕后，他便将“老公”的西装送到干洗店中。在回来的路上，他又去了附近的菜市场买了一些蔬菜和水果，大包小包地将其拎回家中。回家后，他依然没有闲着，开始清理家中的宠物粪便，给宠物洗澡、清洗它们的餐具。

当这一切都做好后，他感到身心俱疲，刚想要休息一会儿，抬头看到墙上的钟竟然已经十二点半了。此时，饥肠辘辘的他只好自己做些东西吃，吃完饭、洗完餐具想要休息的时候，却想起地还没有拖，孩子的床铺还没有整理……

于是，他只好强打起精神做这些事情。可这些事情做好之后，孩子们放学的时间也快到了，他只好马不停蹄地赶到学校去接孩子。将孩子接回家后，一边为家人准备晚餐，一边督促孩子做作业，等着“老公”下班回家。等家人都吃完饭后，他又要开始清洗锅碗瓢盆等。

晚上睡觉的时候，丈夫才知道妻子在家竟然这么辛苦和劳累，并没有比自己的工作清闲多少。于是，他请求神恢复自己的身份。此后，他再也不对妻子愤怒相向了，也懂得体谅和关心妻子了。

在大多数情况下，我们总是像上文中的丈夫那样，不懂得站在对方的角度来思考问题，才导致我们很容易产生愤怒等消极的情绪。这是因为思维的方式不同，才导致我们看问题的角度和结论也有所不同。

在一个农场中，一头猪、一头牛和一头羊被关在同一个畜栏里。

有一天，主人将猪抓住，准备把它带出畜栏。此时，猪不断地发出哀号，并做出抵抗。这让牛和羊心生厌烦之感，生气地对它说："你能不能不要歇斯底里地叫了，真是很吵啊。主人经常来抓我们，并带到畜栏外，我们也不像你这样大呼小叫的。"猪听了回答道："可是，主人抓我与抓你们完全是两码事啊，抓住你们，只是获取你们的乳汁和毛，而抓住我，就是要我的命啊！"

的确如此，在我们与人交流的过程中，总是因为不能换位思考而引发各种不良情绪，其中也包括愤怒。所以，与人交往的时候我们不能太过固执，试着站在他人的角度设想一下，也许就能减少或者平息自己的愤怒。所谓的换位思考，就是设身处地为他人着想，站在对方的立场、角度来考虑问题。这是将心比心的一种心理体验过程，是理解他人不可缺少的心理机制。在主观上，它要求我们将自己的思维方式和情感体验与对方联系起来，站在对方的立场上思考问题，从而与他人在情感上实现沟通，也为理解奠定了基础。

在日常生活中，总是存在太多的隔膜和误解，会让我们因为一点小事而大动肝火、与他人发生激烈的争执。比如，在公交车或是地铁上，当他人着急上下车时，不小心撞了我们一下，我们便怒气难耐，与他人发生了激烈的争吵。

可是，在换位思考后，我们会发现这点小事其实真的没有必要生这么大的气，更不至于与他人发生争执。所以，换位思考可以减少不必要的摩擦和争吵，让我们更好地理解他人，化干戈为玉帛。

另外，换位思考不仅能够缓解自己的不良情绪，还能对我们的生活、工作产生很大的好处。当我们换位思考后会发现，对方那样做也是迫不得已，如果我们是对方也许还没有对方做得好，我们自己原来也存在问题……

可是，当一个人处于愤怒的状态中，往往很难超越自己的情绪来从对方的角度看问题，这是因为愤怒是一种非常主观的情感。不过，有心理学家表示，试着从对方的角度来看问题往往是建设性利用愤怒的关键一步。那么，如何才能做到用换位思考来减少愤怒呢？

首先，我们把自己想象成对方，然后问自己：现在想些什么呢？现在有何种感觉？怎样才能让对方不生我的气？对方是不是对我理解不够？对方是不是产生了什么误解？自己的行为是不是合理呢？当我们站在对方的角度来看问题时，就容易理解所面临的问题，而且愤怒也有所缓和。

其次，在换位思考基础上，实施行动并坚持去做。当怒火燃起时，很多人会发现有些控制愤怒的方法并不是那么有效，那是因为我们没有通过愤怒来认识自己、接纳自己，也没有了解自己的愤怒对他人造成的伤害。可是，在换位思考后，我们才明白这一切。在此基础上，我们就要实施行动，比如，向对方道歉，承认自己的问题所在等。当我们坚持去做就会发现，其实这些事根本算不上什么，完全没有必要为此动怒。

懂得给情绪“降降温”

在一处深山中，有一位禅师在一间破旧的茅草房中修行。平日里，只有少许的游客偶尔会光顾他的茅舍，讨碗水喝。一天晚上，当禅师外出散步归来的时候，发现屋里似乎有人，他以为是在山上迷路的游客，可他正打算进屋时却发现，那人在房间里翻箱倒柜。此时，禅师才知道，来者并不是游客，而是小偷。但他并没有立刻冲进去抓住对方，也没有感到惊慌，而是将自己的外衣脱下来，静静地站在门口。

当小偷在房间里翻腾半天也没有找到任何财物时，他相当恼怒，气得将屋里的桌椅板凳怒砸了一遍，然后悻悻地走出茅屋。可一出门，却发现禅师正站在门口，这让他感到非常惊讶，不知道该如何应对。此时，禅师却开口说道：“你好，朋友，进门就是客，走了大老远的山路来到茅舍，就是我的朋友了，既然你来探望我，我总不能让你空手而归啊。现如今夜已经深了，外面比较凉，这件外衣你带走吧，以帮你避寒用。”说完，就将自己的外衣披在小偷的身上。

小偷顿时满脸羞愧，不知道该说什么，低着头立刻走开了。禅师看着小偷的背影消失在山林中，不禁感慨道：“真是一个可怜之人，希望我能送一轮明月给他，以帮他照亮下山的路。”

第二天，禅师起床后准备出门时，却发现自己的外衣被放在了门口，而且叠放得非常整齐。禅师看到后高兴地笑了，并自言自语道：“我终于送给他一轮明月了！”

其实，在日常生活中，面对很多情况我们都不需要生气、发怒等，我们完全可以用宽容之心来净化自己的心田，用宽恕之心来回应对方。当我们用宽容的态度对待某些事情或某些人时，我们会感到自己也很快乐。

有研究发现，宽容待人待事是保持健康的一剂良药。尤其是在中年之后，常怀宽容之心会让身体更加健康。通过对 45 岁以上的人调查发现，心怀仁慈、宽容的人与气量小的人相比，身心往往要更加健康。另外，研究人员表示，如果人总是气量过小，不懂得宽恕他人，患有心脏病、精神障碍等疾病的概率会更大。

因此，在日常生活和工作中，我们要怀有宽容之心，学会原谅和宽恕他人，才能化解愤怒的因子，才能让我们更好地接受它、放下它。比如，当孩子不小心将果汁洒在刚刚拖完的地板上，不要立刻愤怒不已，将孩子数落一顿，而是原谅孩子的行为，提醒孩子以后要注意，然后与他 / 她一起将地板擦干净；当丈夫不听自己的劝告而经常喝酒时，不要为此火冒三丈，而是试着原谅对方，并想办法帮助他。

当我们试着这样做时就会发现，心中的怒火似乎已经熄灭了不少。所以，想要给情绪“降降温”，就要学会宽恕他人。那么，除此之外，还有哪些方法能够给情绪“降温”呢？对此，有专家提出以下几点建议：

一是试着转移自己的注意力。当我们心生愤怒之意时，如果总是不断地想着它，只会越来越增加我们的怒气，而且也不会给我们带来任何好处。所以，专家建议，不妨试着转移自己的注意力，让自己沉浸在与愤怒无关的事情中，并且设法让自己享受其中的乐趣。比如，看一场自己喜欢的电影、约上几个人一起打球等。

这些活动的重点是让自己不要去想或是纠缠那些与愤怒相关的事情，如果此刻有关愤怒的想法跑了出来，则要让自己的情绪再次回到正在进行的活动中。这样不仅可以阻断让我们产生愤怒情绪的源泉，还能平息自己的怒火。

比如，在春秋时期，魏国邺令西门豹的性格非常火爆，经常会因为一点小事而愤怒不已。为了控制和缓解自己的情绪，他经常“佩韦以缓气”。所谓的“韦”就是熟牛皮，质地比较柔软。西门豹佩戴熟牛皮后，只要自己的愤怒之火快要燃起时，他就会用手抚摸牛皮一段时间，渐渐地，怒气就缓和了很多。

二是通过果决的态度来表达自己的愤怒。当我们生气、发怒的时候，内心的想法往往会变得比较狭隘，而且很容易扭曲，此时，不妨通过“果敢训练”来让自己拥有果决的态度，继而表达我们的愤怒。这是由国外的心理学家研究出来的方法，是一种比较有力量、有技巧的缓解愤怒的方法。所谓的果敢训练，即一种锻炼心理的训练，它让我们适当地表达自己的愤怒，并维护自己的立场，从而让我们的愤怒得到减缓。

三是学会分析愤怒。当我们与他人起争执，心生愤怒、不满之意时，要学会分析。与对方不管如何争论都无法平息自己的愤怒，结果往往无济于事。当我们如此分析之后，试着接受这个事实，从而拒绝那些负面的情绪侵蚀自己的内心。心理学家表示，在某些时候，这是处理愤怒相当不错的一个方法。其实，缓解情绪最好的办法就是将事情都摆出来，找到解决问题的方法。比如，坦白地说出自己的内心感受等。

四是模拟愤怒的情绪，并做放松练习。所谓模拟愤怒的情绪，就是指我们直接面对那些让我们发怒的人、事物。如果操作得当，这个方法会让我们更有信心，而且不会出现愤怒的反应。不过，在练习这个方法前，先要有引发我们愤怒的状况，以此来创造出想象的情境，然后在心中排练这一过程。同时，进行放松练习，比如深呼吸，让自己的身体冷静下来，以此帮助我们缓解愤怒的反应。如果长期这样练习，会让我们更好地缓解自己的愤怒，对身体健康也能够产生很大的益处。

Part4

克服自卑：拆除捆绑手脚的桎梏

成功者之所以能够取得成功，是因为他们充满了韧劲和自信，并且积极向上；而失败者之所以总是与失败相伴，是因为他们的内心往往被自卑所蒙蔽，变得阴暗、不堪一击，如同脆弱的温室花朵，没有任何信心去迎接暴风雨。

“低人一等”的情结源自哪里

韩威是一名大学生，由于他来自山区，家里的条件很不好，所以他总是相当自卑，感觉自己低人一等。在大学四年期间，他总是一个人独来独往，既不愿与人交往，也不愿去参加一些社团活动，他觉得别人都看不起自己。

后来，在一位同学的鼓励下，他去轮滑社报了名，可在社团中学了一段时间后，他就主动放弃了。因为他之前从来没有接触过轮滑，而报名参加的人员几乎都有基础，学起来也很快，滑得也比较好。韩威却总显得笨手笨脚的，而且似乎怎么学都学不会，老是摔倒在地上，显得很狼狈。看着别人熟练地滑着，他感到非常自卑，最终退出了社团。

大学毕业后，韩威开始找工作，可由于太过自卑，每次面试时总是表现得过于拘谨。他的专业是中文，求职意向也是老师之类的工作，可是，在面试过程中，不善言谈的韩威却无法将所学的知识表达出来。在试讲时，他的思路非常混乱，毫无逻辑可言。所以，每次面试他都被应聘单位拒之门外。这让韩威心灰意冷，最终只好回到偏远的山区去当小学老师。

当同学聚会时，他也不愿参加，只是通过微信等通信工具关注同学们的动态，当他看到有的同学在大城市找到相当不错的工作或是经商做得很出色时，他就愈发感到自卑。渐渐地，韩威变得越来越消沉和颓废，经常以酒为伴，后来变得喜欢酗酒。最终，他的工作也因为酗酒而丢了。

在日常生活中，每个人或多或少都有一些自卑：当自己身材矮小与他人站在一起显得自己很矮时就会产生自卑感；当自己的容貌不够漂亮时，在颜值高的人面前就会感到自惭形秽；当自己的成绩比不上他人时，就会心存自卑……

什么是自卑？在心理学上，自卑是指因为与合理的标准或其他刺激物存在一定的差距，从而产生了评价差异，最终引起个人产生情绪低落等负面心理状态。简而言之，即总是觉得自己不如其他人，对自己的能力评价比较低，从而产生忧郁、不安等不良情绪。

所谓的标准，就是指个人总是习惯与某个标准做比较，比如，身高、容貌等。当自身条件达不到这个标准时就会产生自卑情结；所谓的刺激物，则是指个人比较自身的其他非标准对象，比如某个人的成绩、事业等，当对方表现不俗时，而自身的条件与其相比有落差，就会产生自卑的心态。一般来说，自卑就是一种“比较——评价——刺激”连锁机制所产生的结果。

不过，从某些方面来说，自卑能够让人更好地认识自己，从而改进自己的不足，让自己进步得更快。但从另一方面来看，自卑也具有一定的危害性，由于有比较的心理，从而会产生自卑的情绪，让自己变得愈发消沉。比如，上文中提及的韩威，被自卑的枷锁捆住了手脚，终日郁郁寡欢，不愿与人交往，做事没有自信、优柔寡断，最终变得越来越颓废。

那么，人们为什么会产生自卑？为何会有“低人一等”的情结呢？有专家表示，自卑其实是一种心理缺陷，大多是因为幼年时期得不到父母的关注而形成的。而人们之所以会产生自卑感，主要有以下几点原因：

一是无法正确地认识自己。大多数人都是通过他人来认识自己，如果他人对自己做了比较低的评价，尤其是一些权威人士给出的评价，就会影响对自己的正确认识，从而低估自己。

比如，在现实生活中我们常常会发现这样的现象：性格比较内向的人往往容易接受他人比较低的评价，而不容易接受他人的高评价；与人相比时，也总是拿自己的缺点与他人的优点比，最终越比越感到自卑。

二是困难或挫折的影响。通过研究发现，有些人往往会因为神经过程的感受性比较高，而耐受性很低，所以当遭遇轻微的困难和挫折时就会变得消极、悲观，从而产生自卑感。

三是消极的自我暗示。在日常生活中，当我们面对某种情况时，首先会衡量自己是否有能力来应对。有的人会因为对自己的认识不足，总是在心里对自己说“我不行”“我做不到”等，由于这种消极的自我暗示，会导致自己的心情变得紧张，也抑制了自信，从而产生心理负担，自然所取得的成果也不理想。同时，这种结果又会起到消极的反馈作用，影响个人以后的行为，从而形成一种恶性循环，最终加重自卑感。

除以上这些原因外，出身、生理缺陷、经济条件等也会产生自卑感。如果这种自卑感不能合理地消除，就会随着时间的推移，成为人格的一部分，遇到任何事情都会畏缩不前，不敢面对。那么，如何才能克服自卑呢？对此，有心理学家为我们提出以下几点建议：

一是学会正确地认识和评价自己。一位伟人曾说："伟人之所以高不可攀，是因为我们跪着。"的确，如果我们总是拿自己的短处与他人的长处相比，必然会感到自己事事不如别人。可是，如果我们既能看到自己的缺点，也能清楚地认识到自己的优点，就能逐渐克服自卑的心理，建立自信。

二是懂得表现自己。心理学家建议，对于一些自卑感比较重的人来说，不妨试着去做一些自己力所能及，并且有把握做成功的事情。即使这些事情微乎其微，但也值得我们尝试去做。取得任何小的成功，都能增加自信。也就是通过小成功来表现自己，逐渐克服自卑感。比如，站在讲台上擦黑板、主动与同学或同事交流等。

三是进行心理补偿。心理学家表示，人的心理也具有补偿能力。克服自卑可以采用两种积极的补偿方法：一是当知道自己存在某些不足时，不要背负着这个思想包袱，而是下定决心去克服这些不足，比如，自己的英语口语不好，可以积极地参加英语角活动，主动与外教交流，不仅锻炼自己的口语，还能让自己变得敢说、更愿意说。二是扬长避短，即发扬自己的优点或者是有利的条件，回避自己的缺点或不利的条件。比如，擅长写作的老马总想着下海经商，但两次经商失败后欠了很多债，此时，他才知道自己并不适合经商，于是他重新回到写作上来，并出版了多本书，最终靠着写作还清了债务。

别让自卑禁锢了个人发展

郑强是某公司的主管，公司刚成立不久，他就是公司的员工，如今已工作了八九年，算得上是公司的元老级人物了。可奇怪的是，他主管的职位一做就是好几年，从来没有提升过。其实，并不是公司没有给他提升的机会，领导虽然多次跟他说过提升的事情，因为不管是从经验上还是能力上他都可以担任经理一职，但郑强却百般推辞，声称自己的能力不够，还无法胜任经理的工作。

其实，在此之前，郑强是非常有拼劲的，在他的带领下，部门员工做事也相当有激情，所以每次业绩评选时，他的部门都是最优秀的，正因为如此，领导特意将其提拔为经理。可是，当郑强做了经理后却因为没有做出正确的决策而导致公司蒙受了损失。这让他内心很受挫，认为自己没有能力担任经理的职位，所以便向公司申请调回原职，继续当他的主管。

后来，他在主管的职位上做得依然很出色，再次引起了领导的注意，并被提拔为经理。可造物弄人，郑强在做了经理后却接到一个通知：让他拓展公司的某个新项目。这让没有经验的郑强有些慌了，虽然前期工作他做出了很大的努力，但结果却不如人意，由于业务不熟练，最后还是以惨淡的结局收场。

这让郑强不由地开始否定自己，认为自己能力有限，无法担任经理一职。所以没过多久，他又重新回到了主管的职位上。而从此之后，郑强变得没有拼劲，在工作上也很自卑，他总是对自己说：我的能力只能做到主管这个职位，更高职位还是不要妄想了，就安分守己做好目前的工作吧。

后来，当领导再提出提拔郑强时，他都会百般推辞，声称自己能力有限，无法担任经理一职。所以郑强在公司做了十来年，依然是主管。而由于太过自卑，在公司会议中他也不敢发表自己的看法，总是担心自己的建议会给公司带来损失。慢慢地，由于郑强对自己的能力越来越质疑，他感觉自己担任主管也有些吃力了。

在日常生活中，很多人都或多或少有一些自卑的心理。从心理学角度来看，自卑心理的产生是因为我们只看到自己的缺点和不足，却没有发现自己的优点和长处。而大多数人总是拘泥于自己的短处，发现不了自己的优势，从而让自己备受自卑的折磨。上文中郑强如果能够战胜自卑，积极地挑战自己，勇于发现自己的优势和长处，可能就不会止步于主管一职了。

有专家表示，由于每个人在社会上所担任的角色是不同的，所以某些特定的事情往往是由不同的人、不同的才能来完成的。如果我们总是满足于目前的状态，而不去挖掘自己的潜力，那么，我们永远不会发现自己可能会做得更好。优势与长处往往被隐藏起来了，而不足和缺点却总是暴露在外，所以有些人因为自己的短处而感到自卑，从而禁锢了个人的思维和发展。

英国有一个名叫富兰克林的科学家，当他发现了DNA螺旋结构时却因为自卑没有向世人公布，而且放弃了自己的想法。可是，没过两年，其他科学家也有了同样的发现，并获得了诺贝尔医学奖。同样的发现却因为不同的态度而出现了不同的结果。可见，自卑对人的影响有多大，不仅会禁锢个人的思维，还会限制其事业的发展。

所以，我们要学会克服自卑。那么，如何才能克服自卑呢？如何才能摆脱捆绑手脚的心理桎梏呢？有心理学家为我们提出以下几点建议：

一是做自己擅长做的事情，将自己的个性凸显出来。如果我们想要在某些方面取得成功，就要找到自己擅长做的事情，找出自己的优点和长处，并且坚持去实践，才能让我们离成功更近，才能克服自卑。

比如，小杨的父母为了将其培养成全能人才，总是给她报各种补习班。虽然小杨在弹琴、跳舞等方面都会一些，但却算不上精通。后来，上了大学后，她更感到自己事事不如别人，因为其他同学都有自己的特长，在某方面都做得很优秀，这让她渐渐感到自卑。后来，她发现自己对写作很感兴趣，于是，她开始坚持每天写小说，并将其寄给一些报社或是网站。很快，小杨的小说就被登载出来了。不仅如此，还有出版社联系小杨，要为其出书。这让小杨渐渐走出了自卑的阴影，也找到了自己的特长。

二是用信念战胜自卑。如果我们缺乏信念，就会很容易陷入紧张不安、忧虑、自卑等不良的情绪中。如果我们想要消除这些不良的情绪，就需要执着的信念来化解它们。因为执着的信念是战胜自卑的法宝，也是战胜一切困难的利器。

几个探险人员在沙漠中走了很久都没有走出来，太阳炙热，烤得他们相当难受，又陷入了缺水的困境。此时，探险队长拿出一个水壶说："我这里还有一壶水，但走出沙漠前，谁也不能喝的，喝完了我们只能在这里等死了。"于是，大家都将这壶水当成是走出沙漠的信念之源。终于，他们靠着这份信念走出了沙漠，大家相拥而泣，当他们拧开那壶水后却发现，流出来的是满满的沙子。

三是运用深层冥想法。有人经过研究发现，用深层冥想法能够很好地抑制自卑。其具体的操作方法是：在用腹部呼吸的时候，让自己集中注意力去想自己的优点和长处。比如，可以想想自己曾因为哪些事情而得到他人的赞美或是在哪方面获得过成功，想得越多，我们的自信就会越多，自卑感也就会渐渐消除。

自卑会让人陷入绝望的深渊

乔治是一个成功的企业家，其实他也是白手起家，从最开始的基层员工做起，经过多年的奋斗，才拥有了现在的公司。一天，当助理陪同乔治走出公司，准备去见客户的时候，他听到身后传来一阵“嗒嗒嗒”的声音，那是盲人用棍子敲打地面的声音。他愣了一下，慢慢地转过身。

那位盲人似乎感觉到前面有人，于是他快步走上前说道：“您好，您现在肯定发现我是一个可怜的盲人，能否打扰您一下呢？”乔治对他说：“你有什么话尽快说吧，因为我要赶时间去见一个客户。”盲人在背着的包中摸索了一会儿，掏出了一支圆珠笔，放到乔治的手中说：“先生，这支笔只卖1美元。”

乔治听了，从衣服口袋中拿出一张钞票递给他说：“这支笔我用不到的，但是我愿意帮助你。”盲人接过钞票，摸了一下发现是100美元，他顿时很开心，非常感激地说：“谢谢先生，您真是一个慷慨、善良的人！”

乔治笑了笑，正准备离开时，盲人却拉住他说：“先生，其实我不是天生就是盲人，我是因为10年前的一场事故而变瞎的。”乔治一听，心不由得颤了一下，急忙问道："你说的是某某化工厂的事故吗？你是在那场事故中失明的吗？"盲人一听，立刻点头如捣蒜："是啊，您知道吗？那场事故非常大，死伤人数好几百呢，都上了各个媒体的头条了。"

其实，盲人是想要借此多得到一些钱，他继续可怜巴巴地说："因为那场事故，我的眼睛就此瞎了，这让我变得相当自卑，什么也做不了，只能四处流浪，每天过着食不果腹的生活。您知道吗？当时火突然冒了起来，很多人都拼命地往外跑，我刚冲到门口，却有一个大块头在我身后喊'我还年轻，我不想死，我要先出去！'他将我推倒后，踩着我的身体跑出去了，而我却失去了知觉，醒了后就成了瞎子。"

听到这里，乔治冷冷地说："你好像把事情说反了吧？"盲人很惊讶，乔治接着说道："我也经历了那场事故，但是你从我身上踏过去的，你刚刚说的那句话，我永远都无法忘记。"

盲人有些不知所措，但过了好久，他突然抓住乔治的胳膊说："为何我跑出来却成了没有用的瞎子，但你却成为一个富翁。"乔治用力甩开了他的手，举起手杖平静地说："因为那场事故我也成了瞎子，但我并没有感到自卑，也没有陷入绝望的深渊中，而是重新振作起来，才走到了今天。"

的确，自卑有时候就像是挡住我们前行道路的一堵墙，它不仅会消磨我们的意志和信念，还会削弱我们的锐气，让我们裹足不前，不断自我怀疑、自我否定，陷入消沉而又绝望的深渊。上文中两个人都是因为一场事故而变成盲人，但最终乔治却有了自己的公司，而另一个人却以乞讨为生，主要原因是乔治能够控制自己的自卑情绪，不让其吞噬自己的意志和信念。而反观那个盲人却因为身上有残疾而哀鸣不已，并产生强烈的自卑感，以为自己再也不会有翻身的机会，所以一直过着乞讨的生活。

心理学家表示，当一个人被自卑的情绪控制时，自卑就会将人们的雄心壮志消磨殆尽，并将其拖入自暴自弃的深渊中。其实，成功者之所以能够取得成功，是因为他们充满了韧劲和自信，并且积极向上；而失败者之所以总是与失败相伴，是因为他们的内心往往被自卑所蒙蔽，变得阴暗、不堪一击，如同脆弱的温室花朵，没有任何信心去迎接暴风雨。

一天，一名士兵为了能将加急的情报及时送到拿破仑的手中，他不停地挥着马鞭，以让马跑得更快一些。可是，由于马跑得太快，耗尽了全部的体力，在到达目的地之前因猛地跌了一跤而一命呜呼。当拿破仑看到情报后，立刻写了封信让那名士兵带回去，并让他骑自己的马，火速将信送回。

可是，当那名士兵看到拿破仑的骏马时，不禁感到自卑，因为那匹马不仅相当强壮，而且配饰也非常华丽，这是他从来没有见过的。于是，士兵对拿破仑说："强壮而华丽的骏马是我这样的下等士兵无法享用的。"但拿破仑却回答道："世界上没有哪样东西是法兰西士兵不配享有的。"

的确，在日常生活中，总有一些像那名士兵的人，他们总是认为自己的地位太卑微，无法拥有他人所拥有的幸福，也不配享有。正是由于这种自卑心理，导致他们自甘平庸，不求上进。

俗话说得好："尺有所短，寸有所长。"在这个世界上，每个人都是独一无二的，任何人都不可能是完美的，都存在不足和短处。有这样一则寓言故事，说的就是这个道理：

一天，一只小绵羊与一头体型巨大的骆驼相遇了。此时，骆驼感到非常饿，没走多远，它就看到前面一棵树上长有茂盛的树叶。于是，它立刻走了过去，抬起头就够到了树上的叶子，开心地吃了起来。小羊也是饥肠辘辘，可是它个头比较矮，而那棵树又长得很高，它怎么跳也够不到树叶。骆驼见此状，奚落它说："瞧你那低矮的个子，怎么能吃到茂盛的树叶呢？"

后来，它们又相伴走了很久。此时，小羊发现一个木栅栏里面长有非常鲜嫩的青草，于是，它立刻钻了进去，在里面尽情地吃着。但骆驼却感到很为难，因为它的个头太高，而且体型巨大，无法钻到栅栏中。可是，它又舍不得这片鲜嫩的青草，只能站在木栅栏外面干看着。

在日常生活中也是如此，每个人都有自己的优点和长处，所以我们没有必要妄自菲薄，更不要因为自卑而自暴自弃，从而让自己陷入绝望的深渊中。我们要超越自卑情绪，那么，如何才能控制自己的自卑情绪呢？对此，有专家提出以下几点建议：

一是学会给自己希望。在日常生活中，很多事情都是难以预料的，也是我们无法掌控的，能控制的只有我们自己。因此，有专家建议，我们应该学会给自己一个希望，以此调整自己的心情，来积极地面对每一天，这样才能在不知不觉中让自卑无处藏身。

二是试着转移注意力。不要总是过于关注自己的不足、失败，而应该将注意力转移到自己感兴趣或是比较擅长的事情上，从而获得乐趣和成就感，继而驱散自卑的阴影，缓解内心的紧张和压力。比如晓乐的成绩虽然不怎么好，但是他的字却写得很漂亮，还曾获得书法比赛的二等奖。晓乐之前总是因为成绩不如他人而感到自卑，并变得有些消极，现如今却日益自信和积极起来，学习成绩也渐渐有所好转。

三是用行动来证明自己。有心理学家表示，要看一个人是否有能力和价值，不要进行特别深奥的思考，也不用去询问他人，只要有人需要我们，就表明我们有能力、有价值。所以，我们不妨选择一件自己有把握且有意义的事情去做，在成功之后，再去寻找下一个目标，这样每次成功都会让我们变得越来越自信，从而削弱自卑感。

自信：降服自卑的“魔法棒”

在美国，有这么一个人，他的相貌非常丑陋，而且身材很消瘦，看上去似乎营养不良的样子。当他在街上行走时，很多路人看了他的长相后都不禁指指点点。可是，他并没有感到难为情，也没有感到自卑。每次外出时，他从来不会多加修饰自己的面容，也不会特意注意自己的装束，而是该穿什么就穿什么。他的衣服总是那么几件：很窄的黑裤子，上衣就像是伞套一样，窄边的大礼帽，这样更显得他的身材瘦削。另外，他走路的姿势也着实难看，双手总是晃来晃去，但却走得很有力。

不仅如此，由于家境条件非常差，他很小就被迫离开了学校，做了一名伐木工人，但他并没有因此而自卑。由于读书的时间比较短，为了学习更多的知识，他开始拼命地通过自学来充实自己的头脑。不管是在哪里，总是能够看到他认真读书、学习的影子。后来，由于读书过于用功，他成了近视眼。

就是这么一个丑陋、不起眼的且家庭条件相当差的人，却靠着自己的努力慢慢走上了美国政坛。可是，即使身居要职，他的举止还是老样子，从来不会因为自己的外貌、穿着而自卑，不管是在法院、国会等地方，还是在自己的家里，他都穿着舒服的衣服。

这些外在的条件之所以没有阻碍他成功，正是因为他有自信，他就是前美国总统——林肯。可以说，林肯的一生从来都没有沉浸在自卑中，而是集中精神追求心中的目标。

心理学家表示，每个人或多或少都有些自卑，但自卑并不可怕，可怕的是由于沉浸在自卑中而丧失追求成功的勇气。其实，强者、成功者并不是天生的，他们也有软弱的时候，但他们之所以成为强者，是因为他们善于战胜自己的软弱，并且有超强的自信心。反之，如果没有自信，就会与成功失之交臂。正如莎士比亚所说："缺乏自信是失败的主要原因。"

美国总统尼克松就是因为缺乏自信而失去了连任总统的机会。1972年，尼克松竞选获得了连任。在他第一任执政期间，政绩是相当优秀的，获得了很多人的支持和拥护。所以，在第二任竞选时，他有明显的竞选优势。可是，尼克松却极不自信，为了获取民主党内部竞选策略情报，他让手下潜入了竞争对手的办公室中，并偷偷在那里安装了窃听器。

可若想人不知，除非己莫为。这件事很快就被发现了，而且美国各大媒体对其争相报道。但此时的尼克松却担心自己的政治前程，百般推卸责任。其实，这次竞选尼克松是稳操胜券的，最终也在选举中获得了胜利。可是，由于他做过这样的蠢事，虽然再次当选，但却迫于压力不得不以辞职来平息这件事。最终，尼克松因为不自信而自毁前程。

可见，缺乏自信对人的影响多么大！所以，如果我们想要获得成功，就要带着自信上路，相信自己是最棒的，这样才能让我们具有迎接挑战的勇气。那么，如何用自信来降服自卑呢？有专家提出以下几点建议：

一是学会正视他人。如果我们不敢正视他人，往往会传递出这样一种信息：在他人面前，自己总是很自卑，感觉自己不如他人；如果我们总是躲避他人的眼神，则传递出这样的信息：自己似乎做了对不起其他人的事，只要与对方的眼神接触，就怕被人看穿自己似的。这样只会让自己愈发自卑，对此，专家建议，应该学着正视他人，才能在不知不觉中提升自信，并向他人传递一种信息，自己相当诚实，做事一向光明磊落。

二是试着当众发言，增加自信。有专家表示，虽然有些人天资聪明、才思敏捷，但却无法发挥他们的长处，与他人高谈阔论。其实，并不是因为他们不愿与人交谈，而是缺乏自信。在会议中，很多沉默寡言的人总是对自己说“我的意见也没有多大的价值，还是不要说了”“其他人可能懂得比我多，我还是不要表现自己的无知了”之类的话。久而久之，这类人就会越来越丧失自信。

对此，专家建议，应该试着在其他人面前尽量发言，这样才能增加自信。不管是参加何种会议，都试着积极而主动地发言，即使只是一些简短的评论或是小建议。但不要最后才发言，要敢于做破冰的第一人；更不要有所顾虑，担心自己的发言会受到他人的质疑。

不管怎样，只要敢于表达自己的想法，就会让我们离自信越来越近。

三是抬头挺胸，提高“走快25%”的技术。有心理学家经过研究发现，很多人之所以出现懒散的姿势、缓慢的步伐，往往与他们的工作感受以及与他人相处不愉快的情绪联系在一起。在日常生活中，我们仔细观察会发现，那些遭到打击的或是被他人排斥的人往往走路打不起精神，完全没有自信可言。可如果我们试着改变这种姿势以及走路的速度，就会改变自己的心态。

对此，专家建议，要想提升自信，不妨试着抬头挺胸，提高“走快25%”的技术，即加快自己的步伐，让自己在走路时走得更快一些。如果长期使用这种方式走路，我们会感到自信心渐渐得到提升。

用积极暗示走出自卑的阴影

有一个名叫玛丽的小女孩因为自己长得不够漂亮而有些自卑，平时也不愿与其他小朋友一起玩耍，更不敢与他人有目光接触。不管是在学校里还是在其他地方，她走路时总是低着头。

有一天，她去店里帮妈妈买东西，发现一个漂亮的发卡摆在橱窗中，她想将它买下来，便让店主将那个发卡拿出来，让自己试戴一下。当她戴在头上后，店主称赞道："小姑娘，这个发卡很适合你，你戴上后显得非常漂亮，而且看起来很活泼。"玛丽听了虽然有些不信，但心里还是挺开心的。于是，她昂起头，大踏步地走出门外，想要其他小朋友也看看自己新买的发卡。

由于走得太过着急，玛丽在出店门时不小心与他人撞了一下，但她却没有放在心上，而是径直朝家里走去。在路上遇到老师时，玛丽开心地跟老师打了招呼，老师轻轻地拍着她的肩头说："玛丽，你今天看起来格外漂亮啊，尤其是将头抬起来，看起来非常有精神！"玛丽听了更加开心，她想这一定都是漂亮发卡的原因。

于是，她将头抬得更高了，高兴地与路上的人打招呼，路人都向她投去赞许的目光。当其他小朋友见到玛丽时，也对她称赞有加，这让玛丽的心情格外好。

当她回到家后，想要照镜子看看自己戴上发卡后是如何漂亮时，却发现自己的头上根本就没有发卡，可能是在店门口与他人碰撞时弄掉了。不过，此时的玛丽已经明白，自己其实根本不需要那个发卡了。这个名叫玛丽的小女孩后来成了美国电影频道 HBO 的著名主持人。

在日常生活中，我们总是遇到像玛丽这样自卑的人，可他们却没有玛丽那样幸运，能够通过心理暗示克服自卑。心理学家表示，自卑是一种负面的心理暗示，当我们给自己消极的暗示时，我们就会给自己贴上失败的标签，也注定自己与成功无缘，而要与失败为伍；反之，如果我们给自己积极而正面的暗示，就会帮助我们逐渐走向成功。

心理学家巴甫洛夫认为，暗示是最为简单、最典型的条件反射。从心理学角度来看，心理暗示是指通过语言或是非语言、直接或是间接地对个人的心理和行为产生影响，并让个人接受外界和他人的观念、态度的心理机制。

一般来说，消极的心理暗示会干扰或是破坏个人的正常心理和生理状态，从而产生不良的影响。比如，一些成绩比较差的学生会很容易产生消极的想法，总认为自己天生资质差，不是学习的料，久而久之，就会放弃学习。这种消极的心理暗示会加重他们的自卑感，并给学习带来负面的影响。

而积极的心理暗示则会对个人的心理、情绪产生积极的影响，比如，上文中的玛丽本来因为自卑而不愿与他人交往，总是低着头走路，在戴上发卡、得到他人的称赞后，她的心情大好，抬头挺胸，迈着轻快的步子与路人打招呼。殊不知，她一路上根本就没有戴着那个她以为很漂亮的发卡。

美国著名心理学家麦克斯威尔曾说："人的所有行为、感情和举止，甚至才能，与其自我意向是一致的。"如果我们总是反复地对自己说"我很棒""我一定可以"等心理暗示语，就必然会在某些方面发生积极的改变。

那么，如何用自我暗示法走出自卑的阴影呢？对此，有心理学家提出以下几点建议：

一是经常对自己说一些肯定的话。有些人因为皮肤黝黑，站在镜子跟前总是感到有些自卑，会对镜中的自己说，"真是丢人，与人家相比，我就像是一块黑炭"；但有些人虽然拥有这样的肤色，却对自己说，"我的皮肤黑又怎样呢，它会让我看起来更加健康"。

心理学家表示，不同的话语对人的心理所产生的影响是不同的，而且价值判断的标准也是比较主观、含糊的。如果自己看着心烦，看来看去就会感到不顺眼；但只要自己认为漂亮，就会让我们看起来很有魅力。尤其是那些有自卑感的人，更容易受到某些言语的影响。所以，不妨对自己多说一些积极、肯定的话语，比如"我可以的""我一定能做到"等话语来激励自己。

二是学会微笑。心理学家经过研究发现，微笑能给人很大的推动力，可以治愈自卑等不良情绪，还能化解我们对他人的敌对情绪。如果我们真诚地对他人报以微笑，对方就不会对我们生气、恼怒。比如，在搭乘地铁、公交时，有些人会不小心踩我们一脚或是撞我们一下，本来我们可能会有些生气，但看到对方真诚地微笑、并诚挚地道歉时，我们只好低声回答“没有关系，这种事情经常发生”。瞬间，它就能缓解我们的敌对情绪。

三是为自己制定目标，并保持强烈的欲望。心理学家建议，当深受自卑的困扰时，可以尝试给自己制定、量化目标，当自己获得一次小小的成功后，就会品尝到成功的喜悦，长此以往就能逐渐消除自卑感。同时，我们还要让自己保持强烈的欲望，为了完成目标而付诸努力和行动，即使面对困难和障碍，我们也要勇往直前，绝不改变目标，这样才会克服自卑，走出自卑的阴影。

自卑感是迈向成功的踏板

有一个男孩学习成绩不错，在学校里一向是名列前茅。后来，他因为优异的成绩而考入了北京大学。可是，初入这个大都市，让从小城市出来的男孩有些自卑，总感觉自己与这里的一切格格不入。所以，他很忌讳别人问自己从哪个地方来的，因为他担心自己说了，他人也未必知道。

可怕什么来什么。一次，同桌不经意地问道："你的家乡是哪里？你来自哪个城市呢？"这让他不知该如何回答。因为在他的意识中，小城市往往意味着没见过大世面，如果与那些来自大城市的人相比，肯定会让人瞧不起的。所以，后来他在学校里变得不善言谈，也不敢主动找同学讲话。当一个学期结束后，很多人都不认识他。

由于过于自卑，他始终不敢与同学做过多的交流，总担心他人问起自己来自哪个城市。所以，很长一段时间里，他都无法走出自卑的阴影。走路时，头也不敢抬起来；当与同学合影留念时，他都会下意识地戴着一副大墨镜，以遮挡自己自卑的内心。

这个男孩就是现如今的"名嘴"——著名主持人白岩松，他在所主持的节目中总是给人一种从容与自信的印象，面对全国的观众侃侃而谈。成名后的白岩松在接受媒体的采访时曾表示，在镜头前，自己的这份自信并不是天生的，自己是由于“极度的自卑而导致自信，因为真正自卑的人最后才能真正变得自信”。

美国著名作家贝农女士曾说：“自卑感是走向成功的踏板，没有它，成功则毫无希望。自卑感绝不是令人羞耻的，人们发现它，承认它的存在，设法弥补它，从而达到人生的目标。”日本著名教授关计夫也曾断言：“全然没有自卑感也就绝不可能成为一个卓越的人。”

可是，很多自卑者总是让自己陷于自我否定中，总认为自己一无是处，从而感到自己的前途一片渺茫、毫无希望，对此苦恼万分。奥地利的心理学家阿德勒认为，虽然与动物相比，在力量等方面人类是最弱的，但人类的优势却隐藏在这个弱点的背后。由于人类有自卑感，才会创造出更多的奇迹，才会为了弥补不足而不断努力。所以，人类的行为是出于自卑感以及对自卑感的克服与超越。

因此，对于自卑者来说，他们应该将自己的自卑转化成对优越地位的追求，以获得更大的成就。雅典著名的雄辩家、演说家德摩斯梯尼在小时候有比较严重的口吃，而且嗓音比较微弱。可在当时，他所处的时代是非常崇尚雄辩的，而他却与演说家的标准相差甚远。这让他感到很自卑，以为自己永远都成不了有名的雄辩家。

可是，德摩斯梯尼并没有放弃，他为自己的不足付出刻苦的努力和训练。虽然刚开始不尽如人意，演讲时他总被听众轰下台，并有听众对其嘲笑不已，但他却不气馁。为了将声音变得强而有力，他每天都去海边，口里含着小石头大声喊叫；为了提升自己的肺活量，他总是一边演说一边跑着登上小山丘；为了练好演讲的手势，他每天都在镜子前不断地练习。另外，他还将自己关在地下室中，以让自己将所有的精力用来钻研辩论术。

在28岁时，德摩斯梯尼在雅典辩论大赛中获得了胜利。终于，他得到人们的敬仰，并被称为“雄辩之父”。

在日常生活中，每个人都会或多或少存在自卑感，关键在于我们如何对待。如果我们一味地沉浸在自卑中，最终将会一事无成；如果能将自卑感转化为动力，辩证地看待自己的优缺点，就会克服和超越自卑。

所以，对于自卑者来说，切不可因为自己某方面的缺陷和不足而对生活失去信心，相反，我们应该努力摆脱目前的困境，走出自卑的阴影。那么，如何摆脱自卑呢？如何才能走出自卑的阴影呢？对此，有专家提出以下几点建议：

一是掌握更多的知识，勇于表达自己的想法和观点。当我们的知识丰富了，视野就会变得更开阔，见解也往往会更独到。此时，我们还要勇于表达自己的观点，而不能有意地隐藏自己的想法，担心自己的观点被他人驳回或是攻击，这样只会让我们止步不前。所以，我们要勇敢地实践，勇于表达自己的想法和观点，才能看到自己的不足，从而不断地完善自我。

二是学会向亲朋好友诉说。专家建议，对于自卑者来说，不应让自己陷入孤立无援、独自苦恼的状态中，而是要将自己的困惑告诉身边的亲朋好友，让他们帮自己分忧解惑。这对消除自卑感有很好的作用。

三是寻求专业人士的帮助并配合药物治疗。如果自卑感比较严重，并且伴有明显的抑郁、失眠等症状，应该寻求专业人士的帮助，同时配合适当的药物治疗，以更快地摆脱抑郁，走出自卑的阴影。

Part5

降服焦虑：让“隐性杀手”无处遁形

焦虑是一种普遍存在的心理现象，它如同空气般存在，甚至会随着个人的心理状况变化而蔓延开来。另外，它就像癌症一样，一旦发作就很难治愈，所以，在精神层面，焦虑又被称为“不治之症”。可是，这并不意味着它真的无法根治。

揭开焦虑的神秘面纱

在家人和朋友的眼中，刘曦是一个典型的工作狂，平时周末的时间也用来加班加点地工作，不给自己留一点个人放松的时间；在同事的眼中，她是一个女强人，她所管理的部门每次业绩评选时都是公司第一名。不仅如此，刘曦为了扩大自己的客户群，她不断地充实自己，不断地学习，即使这样，她还是总感到自己什么都不懂，还要继续“充电”。

因此，丈夫对刘曦忍不住抱怨起来。原来，他们事先说好了，即使工作再忙都要抽时间一家三口外出旅行，多花时间陪陪女儿。可是妻子刘曦却将自己的时间全都给了工作，女儿则被放在寄宿学校中，周末好不容易回家也见不到妈妈，几乎都快忘了妈妈长什么模样。有一次，刘曦终于抽出一点时间去开家长会，女儿在众多的家长中竟然没有找到妈妈在哪里。

丈夫公司举办活动需要妻子刘曦参加时，她总是以忙为借口推脱掉，这让公司很多人都以为刘曦的丈夫孤家寡人一个，还说要给他介绍对象。这让丈夫哭笑不得，也让他对刘曦越来越不满，担心自己的婚姻早晚会出现问题。

最近，刘曦的身体也大不如从前，虽然去医院检查后并没有什么器质性的病变，但她经常会感到莫名的焦躁、不安、恶心等。这让刘曦很纳闷：自己这是怎么了呢？

其实，刘曦的症状是焦虑的表现，这是一种非常常见的情绪状态。焦虑是人们与自然环境做斗争以及在生存适应的过程中发展出来的一种情绪。在日常生活中，我们常常会看到这样的现象：有几个学生在教室里说：“明天考试成绩就要公布了，我感到很紧张。”有几个妈妈在聊天时说：“我家孩子的成绩总是在退步，我真不知道该怎么帮助他。”几名同事在上班路上说：“最近业绩不怎么好，每次到了公司总是感到如履薄冰。”其实，这些现象都是焦虑的表现，只要积极地寻找解决的方法就能缓解焦虑。

这种焦虑是一种保护性的反应，也称为生理性焦虑。如果焦虑的严重程度与客观事件或是处境明显不相符，抑或是持续的时间比较长，就成了病理性焦虑，即我们常说的焦虑症。一般来说，病理性焦虑往往是当事人控制不住的。焦虑症被列为心理障碍的一种，在生活中也是比较常见的。一项数据显示，一般人口发病率是 4%，占精神科门诊 6% ~ 27%。有专家指出，美国正常人群中终生患病的概率是 5%，而国内的发病率比较低，平均是 7‰；战时焦虑症占战时神经症的 1%。另外，这种病症常常出现于人的青年时期，男女之比为 2∶3。

而关于焦虑产生的原因，不同的学派有不同的解释，具体的原因主要有以下几种：

一是遗传原因。有医学专家指出，血缘关系往往在焦虑症的发生中起到很重要的作用，同病率达到 15%，远远高于普通人；异卵双胞胎的同病率是 2.5%，而同卵双胞胎则是 50%。还有专家认为，焦虑症是环境因素通过易感素质共同作用的结果，而易感素质是由遗传决定的。

二是精神原因。一般来说，有的人会因为轻微的挫折、不满等精神因素诱发焦虑症的产生。

三是性格原因。如果有的人性格比较自卑、胆小、做事很谨慎、身体稍有不适就感到很紧张等，也会很容易产生焦虑。

一般来说，焦虑症主要有以下六种：

一是急性发作的强烈焦虑。这常见于惊恐障碍或是各种恐怖症。这类人会突然感到危机或是威胁，并感受到强烈的恐惧，产生想要立即逃离的冲动。同时，还会有各种躯体症状的产生，比如心悸、出汗、呼吸困难、恶心、头昏等，并伴随认知症状的发生，比如人格解体、害怕失去控制等情况。

二是预期焦虑。是指焦虑患者往往会预期再次面临恐惧的场合或是情境而出现的焦虑。比如，惊恐障碍患者对惊恐再次发作的担心，社交恐惧症患者会对即将到来的社交场合产生担心。

三是无缘由的焦虑或是浮游性焦虑。这类焦虑是广泛性焦虑障碍的特征，他们往往是没有原因的、不限于特殊场景的广泛而持久的焦虑。这类人总是预感自己处于不可避免的危险中，但又说不清楚危险来自哪里。同时，总是怀疑自己是否有应对即将来临的危险的能力。另外，他们还会产生躯体症状，比如，心跳加快、出汗、窒息、恶心等。

四是分离焦虑。这往往表现为儿童的分离焦虑障碍，是孩子与父母分离时而产生的一种反应，他们常常会出现容易被激怒、痛哭等状况。有专家指出，这只是孩子试图对强加给他们的改变做出的一种调整反应。

五是忧虑性焦虑。一般来说，这类患者往往会过分地担心自己或是身边的亲人发生不幸的事情，或是发生非现实的威胁而引起的症状。比如，总是担心亲友在出门后会发生车祸等意外。所以，他们常常感到惊慌、心烦意乱、忧心忡忡等，这种焦虑的程度与现实或是诱发焦虑事件的程度是不相符的。

六是临场焦虑。这往往与执行的任务有关，如果这项任务没有把握完成，就会产生焦虑，越是没有把握，焦虑就会越强。

其实，焦虑是人的一种本能情绪，每个人都或多或少存在焦虑的情绪，当我们心理压力比较大，并受到刺激时，就会产生焦虑情绪。心理学家表示，正常的焦虑情绪能够帮助我们应对突发事件，但长期的焦虑情绪则会影响我们的身心健康。如果我们长期处于心理焦虑的状态，应该如何调整呢？对此，有心理学家提出以下几点建议：

一是转移注意力。心理学家表示，焦虑情绪是一种恶性循环，越焦虑就会让我们越注意引发焦虑情绪的事件，从而让我们胡思乱想、坐立不安，并感到异常痛苦。此时，不妨转移自己的注意力，比如，找一本自己感兴趣的书或是做一些体力劳动等，以不让自己继续想那些事情。

二是增强安全感。心理学家表示，那些存在焦虑情绪的人往往是因为缺乏安全感，总是担心有什么事情发生，所以才会感到焦虑。所以，可以试着增强自己的安全感，以缓解焦虑情绪。比如，锻炼身体，以让自己拥有健康的体魄；多读书，开拓自己的视野等。

三是学会放松。心理学家指出，不管是焦虑、恐惧等，还是其他不良情绪，只有学会自我放松，才能更好地调整。比如，去看有意思的电影、听节奏舒缓的音乐等，都可以让我们的身心得到放松。

不可小觑的焦虑情绪

徐佳是一名高三的学生，现如今正面临高考，所以她每天都相当紧张，总担心自己没有将所学的知识掌握牢固，在考试时发挥失常。所以，她一直感到很焦虑，除了上课、自习时间在学习，平时休息的时间也在学习。晚上宿舍熄灯了，她还在被窝里用手机照着书本学习。即使如此，她的学习成绩也总是在班里处于中等水平，所以，她感到压力非常大。

课堂上，徐佳总是强迫自己注意听讲。只要自己走神或是犯困，她就用笔戳自己的胳膊。可是，虽然她在课堂上能够听懂老师所讲的内容，但一做习题，她就发懵了，不知道该如何解答。所以，每次做题或是做测验时，她都相当紧张、焦虑，生怕遇到不会的题目。

在一次测验时，徐佳因为一道题不会做竟然思考了半个小时。可她越不会越着急，坐在那里烦躁不安、焦虑不已。最终，她连后面简单的题目都没有做完，测验的时间就截止了。结果，她考得很不理想。这让徐佳感到很难过，想着自己这么差的成绩如何能考上大学，越想越难过，晚上直到凌晨一两点还难以入睡。

由于长时间的睡眠不足，再加上她每天都是在担心中度过，所以，徐佳变得愈发憔悴，整个人病恹恹的，浓密的头发也变得有些稀疏。与她关系不错的同学都劝她要多注意休息，让她别那么拼，要懂得适当地让自己放松一下。可徐佳听不进去，依然强迫自己去学习。

由于她的精神状态不佳，所以学习效率变得很低，成绩也有明显的下降，这让徐佳变得更加焦躁，而且总是失眠、做噩梦，常常会有窒息感。徐佳很痛苦，甚至有了自杀的念头。当家人得知这一情况后，不得不让徐佳休学，以便好好调养身体。

现如今，由于社会发展非常迅速，人们的生活节奏也变得越来越快，而社会的急剧发展以及竞争意识越来越强，让越来越多的人产生了焦虑的情绪。如果长期受到焦虑情绪的影响，就会让人逐渐患上焦虑症，而焦虑症一旦发作起来会产生巨大的危害。

在坦桑尼亚境内，有一群斑马常年生活在这里，它们奔跑的速度非常快，而且很有凝聚力，特别注重团结协作。它们通常都是成群结队地在一起，能够避免受到其他猛兽的攻击，所以，其繁殖的速度也很快。可让人不解的是，连狮子和老虎都奈何不了斑马，它们的天敌竟然是不起眼的蝙蝠。

原来，蝙蝠的手段很“高明”，它们每次攻击斑马的时候，都是在其腿上咬一个小小的伤口。虽然这个伤口不能致命，但由于斑马的脾气非常暴躁，一旦被蝙蝠咬了之后，它们就会变得狂躁不已，想要将身上的蝙蝠甩掉。可是，斑马越是如此，蝙蝠就会咬得越紧。

直到最后，蝙蝠心意满足地离开了，而斑马却因为过度疲劳，且失血过多而倒地身亡。

其实，斑马之所以会身亡是因为在面对突如其来的打击时没有静下心来思索如何应对，而是受到焦虑的情绪影响，拼命地奔跑，最终丢掉了自己的性命。所以，有时候我们面对的敌人并不是外界的威胁，而是我们内心的不安与焦虑。

有心理学家指出，焦虑情绪就像空气一样包围着我们，让我们无从觉察，并习以为常。它如同寄生虫，用悲观、恐惧、抑郁等情绪不断地吞噬着我们健康的心态，将温馨与快乐从我们身边剥离。那么，长期的焦虑情绪会对人们造成哪些影响和伤害呢？对此，有专家总结出以下几点：

一是植物神经紊乱和睡眠障碍。有研究发现，如果人们长期受到焦虑情绪的困扰，会出现面色苍白、易出汗、有窒息感、心悸等情况。还会造成睡眠障碍，比如，入睡比较困难，常做噩梦，容易在睡眠中被惊醒等情况。有专家指出，焦虑往往会导致人们长期出现睡眠问题，其时间可长达 6 个月之久。

二是会提高癌症的发生率。有医学专家指出，如果人们长期受到焦虑情绪的困扰，就会使心情处于极度压抑和苦闷的状态，人们的抵抗力和免疫力也会随之下降，从而引发癌症。医学研究发现，虽然致癌的因素非常复杂，但精神因素往往起到很重要的作用，大多数的癌症患者都是长期处于焦虑情绪中。虽然精神心理因素并没有直接诱发癌症，而它却以慢性而持续的刺激来影响和降低人们的免疫力，从而提高癌症的发生率。

三是产生自杀的念头。专家指出，焦虑会导致人们缺乏耐心、暴躁、愤怒等情绪，引发情绪失控，让人难以应付，也会导致精力无法集中，缺少理性思维，从而会出现自杀的念头。

可见，长期受到焦虑情绪的困扰会产生多么大的危害。当我们了解这些危害后，就应该对焦虑情绪提高警惕，摆脱焦虑症的困扰。那么，我们应该怎样对抗焦虑呢？对此，有专家提出以下几点建议：

一是采取接纳的态度。心理学家指出，情绪是不受主观意志控制的。比如，当我们在公众场合讲话时往往会有些紧张，可我们越想控制，就会紧张得越厉害。焦虑情绪也是如此，如果我们想要控制它，就会感到更加焦虑。所以，我们不妨采取接纳的态度，当控制不了时，就学会接纳它。只有我们接纳了它，它才会最终消失，正所谓“无为而无不为”，因为任何情绪都有发生、发展、高潮、下降、结束的过程。

二是尝试找出产生焦虑的心理原因。比如，看看自己是不是要求太高，是不是太注重结果，是否太在意他人的评价等。上文的徐佳就是对自己的要求过高，其实，家人只是希望她能考上差不多的学校就可以了，所以从来都不会给她太多的压力，可徐佳却对自己严格要求，才变得异常焦虑。

三是多挖掘快乐的源泉。心理学家指出，如果我们快乐的源泉越多，就会削弱紧张、恐惧等情绪，焦虑也就无处遁形了。所以，我们要多挖掘一些快乐的源泉，让自己多享受生活的幸福。比如，参加一些有意义的活动，多与朋友外出旅行等。

四是向心理专业人员寻求帮助。如果自己摆脱不了焦虑的情绪，备受焦虑的困扰，就要积极主动地寻求心理专业人士的帮助，以让自己尽快从焦虑的阴影中走出来。

焦虑不是不治之症

陆逊今年 40 多岁了，是某公司的销售总监，由于工作比较忙，他的生活缺乏规律，总是在凌晨一两点才睡，有时候甚至睡得更晚。不仅如此，他还要经常去应酬，每次都是喝得酩酊大醉，被助理开车送回家。

有一次，陆逊去参加某个应酬，正与客人高谈阔论时，突然感到心跳得很厉害，而且胸口感觉被什么压住似的，让他感到喘不过气来，几乎要窒息一样。同时，他的脸色变得惨白，不一会儿全身就大汗淋漓。这让陆逊很害怕，以为自己是喝酒喝多了。于是，这场应酬刚结束，陆逊便让朋友带他去医院检查一下。

可奇怪的是，当陆逊到了医院后，医生还没有给他检查，他的这些症状就消失了。后来，经过检查，陆逊的身体并无大碍，回家后也没有觉得哪里不舒服，生活、工作依然照常进行。

但几个月过后，在陆逊身上再次出现了相同的症状，而且情况也变得越来越频繁，有时候会发生在早上，有时候会发生在晚上。每次发作都像第一次的症状那样，不需要进行任何处理，过一会儿就消失了，如同鬼魅般。这让陆逊感到有些恐慌，他害怕自己哪一天会因为窒息突然死亡。

后来，他到各大医院去做身体检查，都没有发现有什么病症。直到他去心理医生那里咨询才得知，自己得了焦虑症，因为陆逊经常会担心销售部门的业绩情况，他自从担任销售总监一职，就变得忧心忡忡。虽然在心理医生的开导下，陆逊知道自己是因为过于担心和忧虑才出现这种症状，但他又担心焦虑是不是就是不治之症呢？

焦虑真的是不治之症吗？答案是否定的，它只是我们对生活、对心态“管理不当”而形成的。焦虑是一种普遍存在的心理现象，它如同空气般存在，甚至会随着个人的心理状况变化而蔓延开来。另外，它就像癌症一样，一旦发作就很难治愈，所以，在精神层面，焦虑又被称为“不治之症”。可是，这并不意味着它真的无法根治。

在日常生活中，不管是哪个群体的人都会受到焦虑的影响。比如，对于学生来说，他们经常会过度担心考试成绩，总是在考前感到不安或是在考后忧心忡忡；对于上班族来说，他们常常会过度担心工作业绩，尤其是在绩效考核时最为担心。

不过，学生如果只是适度地担心，则会激励他们好好学习，以取得更好的成绩；而上班族如果只是适度地担心，则会让他们更认真地工作，从而让自己的绩效达标。

因此，适度的焦虑能够促使人们采取行动，从而缓解焦虑的情绪，此时，焦虑则成了一种保护性反应。可是，当焦虑的严重程度与客观事件或是处境明显不相符时，抑或是焦虑的时间过长时，则变成病理性焦虑，严重的甚至发展为焦虑症。

在医学界，研究人员根据焦虑的程度不同将其分为健康的焦虑和不健康的焦虑。健康的焦虑是指警惕、慎重、预防，以此帮助我们实现人生目标。在这种情况下，焦虑是有益的。比如，开车时以正常的速度来驾驶、选择食品时要选对自己身体有益的等，这些健康的焦虑会帮助我们降低受到伤害的可能性。

可有时候，健康的焦虑会被人们放大，从而成为不健康的焦虑，而不健康的焦虑是具有破坏性的，会让我们的身心受损，比如，内心会感到焦躁、烦闷、压抑等，而表现在行为上则是坐立难安、失眠多梦、有窒息感等。如果长时间受到焦虑的困扰，就会变得憔悴不堪、体重下降，甚至会诱发疾病。所以，它又被称为“恶性”的焦虑症。

可是，这并不是说焦虑就是不治之症，想要摆脱焦虑的困扰和重压，有专家建议，不妨按照以下几种方法来自我治疗：

一是学会自我反省。心理学家表示，对于一些神经性焦虑患者来说，因为他们常常对某些情绪体验进行自我压抑，虽然它们看似被压抑下去了，其实并没有消失，而是潜伏在潜意识中，并郁结成病症。

所以，当发病时，我们只会感到痛苦、焦虑，却不知道是何原因。在这种情况下，我们应该学会自我反省，将那份压抑的痛苦讲出来，必要时可以适当地发泄。一般来说，在发泄后，这种症状就会慢慢消失。

二是增加自信。心理学家表示，自信对治愈神经性焦虑往往能起到关键的作用。在日常生活中，很多人因为对自己缺乏信心，总是对自己的能力有所怀疑，认为自己做某些事情会失败，所以会产生莫名的紧张、担心、害怕等。因此，对于神经性焦虑症患者来说，应该慢慢增强自信，减少自卑感，从而就能降低焦虑情绪。当我们充满自信的时候，焦虑也会逐渐被驱散。

三是学会自我催眠。对于一些焦虑症患者来说，他们常常会有睡眠障碍，即很难入睡或是会突然从睡梦中惊醒。对此，专家建议，此时千万不要强制自己入睡，而是要学会自我催眠。比如，可以想象一下自己下次准备去哪里旅行或是拿起书本做读书动作，以促使自己慢慢入睡。

走出“信息焦虑”的旋涡

阮丹是一家自媒体公司的编辑，每天都要处理大量的信息资讯。由于最近公司的网站要改版，所以阮丹变得更忙碌起来：除了在工作时间需要处理各种信息，到了下班时间，她依然离不开手机、电脑，有时候甚至忙到凌晨一两点。

有一次，阮丹好不容易休了两天假，与朋友去外地旅行。可一路上，当朋友欣赏着美景时，她却一直低着头看手机。朋友见此状，劝说道：“好不容易出来一趟，你就把手机关机吧，别总是盯着看了。”阮丹无奈地回答道：“没办法啊，最近公司网站改版，微博、微信内容都需要更新，而我主要就负责这一块，随时都要推送相关的新闻信息，而且还要及时查看网站是否出现问题。”

朋友见此状，只好不再说什么。后来，她们到了一处群山环绕的地方，阮丹的手机突然没有了信号，导致她无法上网。这让阮丹感到很焦虑和烦躁，她不停地摆弄手机或是移动自己的位置，以便获得信号，但手机最终还是无法联网。于是，她又向朋友借手机，但还是不行。

此时的阮丹再无旅行的兴致，她急忙按原路返回，因为刚刚经过一家快餐厅时，阮丹发现店中有网络。后来，阮丹就在那个快餐厅坐了一天，一直忙着处理各种信息。

几个月过后，阮丹发现自己只要看电脑、手机就会出现精神疲惫、头昏脑涨、恶心、注意力无法集中等情况，甚至有时候还会产生食欲不振、胸闷、心悸气短等症状。

阮丹的症状在心理学上被称为“信息焦虑症”，又被称为知识焦虑综合征，主要是因为长时间接受、处理大量的信息，从而抑制大脑皮层活动，致使人们产生突发性的焦躁、恶心、神经衰弱等症状。其实，在当今社会，很多人或多或少都会出现这样的症状，尤其是25 ~ 40岁的高学历、高收入的人群，比如，从事记者、编辑、网站工作人员等职业，他们经常会接触大量的信息，一不小心就会陷入信息焦虑的泥沼中，所以他们更易患有信息焦虑症。

一般来说，信息焦虑的症状有以下几种情况：

一是受到信息干扰，导致判断力下降。对于人类的大脑来说，能够同时储存大量的同类信息，但由于接触的信息过多，而又没有及时分析和处理，就会让人的思维变得混乱，从而导致判断力下降。

二是对信息有所畏惧。在信息爆炸的年代，由于信息更新得相当快，很多人不得不拼命地学习新知识，但有些人会为此顾虑重重，总是担心自己跟不上时代的脚步或是感到负担过重，从而会表现出焦躁不安、恐慌、食欲不振、失眠、心悸气短等症状。

三是对信息来不及消化。由于大脑接触的信息过多，导致它在短时间内往往来不及消化。如果长时间如此，就会出现头昏脑涨、注意力无法集中等现象，甚至还会出现心律不齐、紧张性休克等症状。

1954年，加拿大心理学家曾做过这样一个实验：他们邀请一些大学生作为志愿者，让他们戴上半透明的塑料眼罩、纸板做成的套袖以及厚厚的棉手套，躺在一张床上除了吃饭、上厕所，什么都不要做，时间要尽可能地长，心理学家每天都会付给他们20美元的报酬。

很多大学生听了感觉非常不错，因为当时的他们打工1小时才能挣50美分左右，所以，他们都踊跃报名参加，认为利用这个机会可以好好休息一下，在此期间还能仔细考虑自己的论文、课程计划等。

可结果并非学生们所想的那样，没几天，很多志愿者都纷纷退出了。因为在实验的过程中，他们感到非常难受，根本无法正常思考，即使是在短时间内也无法集中注意力。更可怕的是，有50%的人在视觉、触觉、听觉等方面还出现了幻觉。

这就是心理学上著名的“感觉剥离”实验。心理学家通过切断志愿者的各种感官对外界信息的获取途径，以让他们处于高度隔离的状态。实验结果表明，如果没有信息的刺激，人们便无法地健康生存，心理功能会受到不同程度的损害。所以，我们需要与一定量的信息接触，以保持神经兴奋水平。

可是，在现如今信息激增的社会中，由于信息的种类繁多，而且数量巨大，内容往往也良莠不齐，导致人的大脑承受了沉重的负担，从而让人变得不知所措。由于每个人的信息承载量是不同的，当个人所接受的信息超过其所能承载的信息量时，就会不由自主地产生无所适从的症状，比如，紧张不安、焦虑等，甚至会对信息产生依赖感，并成瘾的现象，即所谓的信息焦虑。

对此，有专家表示，在网络信息发达的年代，信息往往是无止境、无极限的，即使花一辈子的时间也无法将其全部消化。所以，我们不能因为生活在信息爆炸的年代而被泛滥的信息所控制，从而让自己变得焦虑不安、心情烦躁。正如哲学家所说：“绝对的光明和绝对的黑暗，对一个人来说，结果是一样的——什么都看不见！”

因此，我们要学会摆脱信息焦虑，走出信息焦虑的漩涡。那么，如何才能化解信息焦虑呢？如何才能摆脱信息的控制呢？对此，有专家提出以下几点建议：

一是接收信息要把握一个度。在现如今信息发达的时代，如果我们不接收任何信息是不可能的，但也不能过度地依赖信息。对此，专家建议，接收信息要把握好一个度。即我们每天可以有计划、有节制地接收信息，同时，每隔一段时间就对信息进行归纳、分类，将复杂的东西变得简单化。

二是在工作时注意劳逸结合。专家建议，尤其是对于那些必须依赖信息工具而工作的人来说，要减少接触信息的时间，每天给自己一些时间来放松身心，什么都不要想，放空自己的大脑，这样劳逸结合，才不会让大脑过度疲劳。比如，可以让自己站在窗台前发发呆，以缓解内心的焦虑感。

三是多参加一些户外运动。有专家表示，多参加一些户外运动能够帮助过度依赖网络信息的人摆脱虚幻的快乐，多给自己一些静下心来思考的时间，比如，与朋友一起爬山、骑行等。

不要预支明天的烦恼

在撒哈拉沙漠中，生长着一种土灰色的沙鼠，当旱季到来的时候，它们就会囤积大量的草根，以此度过非常艰难的日子。所以，每当旱季到来之前，沙鼠就会非常忙碌。它们嘴里衔着草根在自家门口不停歇地进进出出，即使累得腰酸背疼，它们也不愿停下来，依然在那里从早忙到晚。

可奇怪的是，当它们所搬运的草根足够度过旱季时，沙鼠还是不停地将草根衔到洞穴中。此时，沙鼠的洞穴几乎已经被草根填满了，似乎只有这样它们才能心安理得，才会感到踏实，否则就会陷入焦虑之中。

可实际上，沙鼠根本不用如此劳累和辛苦，也不用那么焦虑。经过研究表明，之所以会出现这种现象，是由沙鼠的遗传基因所决定的，这是沙鼠本能的担心。由于这份担心和焦虑，让它们所做的工作大于实际需求的几倍甚至几十倍。

可是，沙鼠的劳动往往是多余的，毫无意义的。因为一只沙鼠在旱季只需要消耗两公斤的草根，可每次总是要搬回40多公斤的草根才让它们心里感到踏实。而大部分的草根到最后都会腐烂掉，所以，它们还要花费大量的时间将其清理出洞穴。

在医学界，专业人士曾想用沙鼠代替小白鼠做实验，因为它们的个头比较大，对药物的特性更能做出准确的反应。可是，在实际操作过程中却发现，沙鼠并没有想象中那么好用。

因为它们一旦被关在笼子中，就会表现出一种焦虑不安的反应。它们总是四处寻找草根，甚至会将落在笼子外面的草根也衔进去。尽管沙鼠在那里根本不用担心食物和草根，但它们还是习惯性地焦虑，总是感到很忧心。

虽然在笼子中的沙鼠不缺吃喝，但很快它们就一个接一个死去了。专业人员研究发现，之所以会出现这种情况，是因为它们没有囤积到足够的草根。这是它们大脑的潜意识决定的，即使没有受到任何实际的威胁。确切地说，沙鼠是因为极度的焦虑而死亡的，是自我心理威胁导致的。

在现实生活中，很多人都是有吃有喝，没有什么可担心的，甚至也没有任何事情会威胁他们，但却总有些人像沙鼠那样，常常对于“明天”还未发生或是永远不会发生的事而忧心不已、深感不安。医学研究表明，焦虑如同“隐性杀手”般，会让人的寿命缩短。因为焦虑总是与紧张、惊恐等情绪互相联系在一起的，它们会对人的身体造成很大的伤害。

在一座寺庙里，一个小和尚每天都要早起扫落叶，看着满地的落叶，小和尚感到很心烦，心想如何才能解决明天的烦恼，不用再清扫这么多的落叶。一个师兄得知他的担心，就对他说："你明天起来扫落叶时，先用力摇晃寺庙中的树，让叶子都落下来，后天就不用扫了。"

小和尚听了，感觉这个方法不错，便在隔天起来扫落叶的时候猛摇树干。可第二天起床后，他发现寺庙的地面仍然都是落叶。此时，师父走过来对他说："傻孩子，不管你今天如何用力摇晃那些树木，明天的落叶依然还是会飘下来的。"

的确，很多人总是想要早一步解决明天的烦恼和担心。可是，世上很多事并不能提前，所以，我们不要总是去预支明天的烦恼。

有心理学家曾做过这样一个实验：邀请 20 个人作为实验对象，让他们在纸上写下未来一星期内最担心的事情和烦恼。过了一星期之后，心理学家让他们打开看看自己曾经写下的担心。结果发现，有 90% 以上的担忧并没有在这周发生。正如心理学家所说的那样，"人生里有 93% 的烦恼都不是必需的，它们只存在于我们的想象中，往往不会出现"。

有一个商人因为做生意失败欠了很多外债，其中也包括邻居的，所以每次到了快要还钱的时候他总是辗转反侧，难以入睡。妻子见此状，劝说他不要如此忧虑，可他却听不进去。于是，妻子走到自家的楼顶，向着邻居家高声喊道："虽然我丈夫明天就该将所欠的债还给你们，但他现在没有钱，所以明天他依然还不了债。"妻子喊完之后对丈夫说，"现在睡不着觉的不是你了，而是他们。"

的确如此，我们不要总是为明天还未发生的事情而担忧不已，更不要让自己预支明天的烦恼，而要好好度过今天，如果烦恼、忧虑的事情真的发生了，我们再调整好心态积极地面对，也为时不晚。其实，当我们放下沉重的包袱后会发现，那些原来让我们焦虑的事情往往不会发生。那么，我们如何才能不再为明天担忧和烦恼呢？如何才能摆脱焦虑的困扰呢？对此，有专家提出以下几点建议：

一是通过调整呼吸来缓解焦虑。一般来说，呼吸急促往往是感到焦虑的一种症状。短暂的浅呼吸只会让我们感觉更糟，所以，不妨试着用腹部来深呼吸。尤其是当我们感到焦虑的时候，先用腹部深呼一口气，并让肩膀处于放松的状态，然后再深吸一口气。而在做深呼吸时，让肚皮也随之起伏。在做这个练习时，可以将手放在腹部，以让自己感觉到腹部的运动。

二是用日记记下焦虑的症状。如果我们正在遭受焦虑的侵扰，可以试着用日记记下自己的想法和症状，以帮助我们客观地看待焦虑。如果我们将这些症状看成是灾难性的，那么，就会加剧我们的焦虑，从而变得极为恐慌。可是，当我们将自己的想法记录下来，就会帮助我们停止最坏的想象。

三是试着与自己交流、对话。当我们意识到自己正处于焦虑的状态时，不妨试着与自己交流、对话。告诉自己：焦虑终究都会过去的，我们不能受其控制，也不能任其肆虐。时刻提醒自己，让自己明白其中的道理，才不会被焦虑所困扰。

广泛性焦虑：无法填满的欲望之壑

于东是一名年轻的白领，月收入比较高，可他却时常向朋友抱怨自己的收入不够花，是个名副其实的“月光族”，这让他感到很焦虑。朋友听了感觉很诧异，因为于东的收入可是他的两倍，虽然他要交房贷，但剩下的钱即使除去基本的开销，也是能存下不少的。

朋友不禁问于东：“你觉得你一个月挣多少钱才够花呢？”于东立刻回答道：“如果工资是现在的 10 倍，我应该不会再为此忧愁了。”可朋友却说：“即使你的工资涨了 10 倍，你依然还是不够花的。”

因为当朋友听完于东所列的生活账单后，朋友感慨于东是被难以压制的欲望吞噬着：除去每个月的房贷，每周都要与朋友聚会一次，出于面子问题，他总是争先“买单”；看到身边的人购买某些物品，他每个月也要添置衣服、鞋子、数码电子产品等；当看到同事在国外旅行购买奢侈品时，他也会跟风“加购”。

前段时间，当他听闻同事买了新车后，于东按捺不住内心的冲动，立刻分期买了一辆新车，可新车买回来后，开的次数却很少。由于没买车位，于东经常将车停在公共车位上。时间久了，车子停在那里风吹日晒，落了不少灰尘，于东就更不想开出去。最后，他以二手价将车卖掉了。

得知这些事情后，朋友劝告于东：“我们不要总是看着别人做，做给别人看，更不要让内心的欲望吞噬我们，而是要学会调适自我，试着改变自己的想法，才能克服焦虑。”

的确，因为欲望在作祟，导致我们总是会有各种期待：在没有钱的时候，我们将欲望压制着；一旦有钱了，就会迫不及待地实现被压制已久的期待，从而将自己所挣的钱挥霍一空。由于我们每天都在为金钱而焦虑，如果情况比较严重，就会发展成为广泛性焦虑症。

所谓的广泛性焦虑症，是指患者会表现出广泛而持久的焦虑，持续的时间往往长达三个月之久。其特征就是过分和不切实际的担忧，并且还会出现一系列躯体症状。比如，坐立不安、肌肉疼痛、头晕目眩、失眠、敏感等。一般来说，这类患者担忧的内容往往会超过两个不同的生活事件，比如，金钱、健康或是事业等。

专家指出，在相同的环境下，广泛性焦虑患者往往要比正常人更易产生担心、紧张的状况，而且焦虑很难消失。它不仅会降低人的生活质量，还会对人的身心健康造成很大的威胁。

医学研究发现，在人群中，有超过 5% 的人在一生的某个阶段会患上广泛性焦虑症。尤其容易发生在 20 多岁的年轻人群体中。专家指出，广泛性焦虑症会受到应激的影响，在患病之前，很多患者都会有突发性生活事件发生，比如失业、离婚、亲人去世等。另外，积极的生活事件也会诱发广泛性焦虑症，比如有了新的工作、结婚、分娩等。

不过，经过研究发现，应激只是起着催化剂的作用，它并不会直接引起广泛性焦虑症，只是会促使那些有慢性焦虑体验的人产生广泛性焦虑症。比如，有的人在失业后会对经济问题产生一定的担忧，起初，其症状并不是广泛性焦虑症，但如果持续的时间比较长，并且过分担忧不可能发生的事情，就会慢慢演变为广泛性焦虑症。

像于东这样的月光族，如果从刚开始短期而单一的金钱焦虑演变成后来长期而复杂的焦虑，就很可能会患上广泛性焦虑症。如果不及时治疗的话，就会出现其他并发症。所以，如果我们想要避免这种情况的发生，就要懂得防患于未然。那么，如何才能将焦虑扼杀在摇篮中呢？如何才能克服焦虑的情绪呢？对此，有专家提出以下几种方法：

一是懂得理性消费，学会理财。专家表示，对于月光族来说，最重要就是要处理好自己与金钱的关系，不要让自己沦为金钱的奴隶，要懂得理性消费，学会理财。比如，将每个月的薪水好好规划一下，哪些是必须要花的，哪些是可以节省的；拿出一部分钱用来理财，让“钱生钱”。

二是学会调适自己的心理。正如上文于东的朋友所说的那样，“不要总是看着别人做，做给别人看”，因为“人比人，气死人”，攀比、跟风只会让我们变得更盲目。正如大象、犀牛、长颈鹿、兔子这些动物是不能相互比较的，人也是如此，每个人都有自己的自我意象，每个人的个性能力都是其他人无法取代的。

对此，专家建议，想要克服因为社会的压力而造成的焦虑，就要学着改变自己的想法，学会正确地认识自己。在人际交往中，展现自己的人格魅力，才能让自己更加自信。当我们用积极的心态面对生活时，焦虑、烦躁等消极情绪也就无处遁形了。

三是借助自然疗法。当人处于焦虑的状态中时，身体某个部位的肌肉会发生紧绷的现象。因为焦虑会导致肾上腺素分泌过多，从而使得肌肉紧缩，结果又会导致肾上腺素分泌增加，从而让肌肉更紧缩，最终陷入一种恶性循环中。所以，此时我们不妨通过按摩来让肌肉放松。通常来说，所按的部位是颈部肌肉以及上半部背肌，在按摩数分钟后，症状就会有所缓和。

另外，还可以使用指压疗法，即按压手腕内侧正对着小指褶皱处的神门穴位，紧压拇指和食指间部位一分钟，然后再重复另一只手，这会对由于焦虑而引起的睡眠障碍产生一定的缓解作用，还能起到镇静、减少忧虑的作用。

Part6

缓解压力：做好生活的加减法

正如古希腊的哲学家所说：“人类不是被问题本身所困扰，而是被他们对问题的看法所困扰。”的确如此，生活中不可能没有压力，关键是我们如何对待。

无处不在的压力

最近，赵巍被升为公司的部门经理，这让他感到肩上的担子重了许多，而且感到压力非常大。因为公司将某些小部门合并在一起，所以他不仅管理的人员更多了，而且事务也变得更繁杂。这样一来，赵巍有时候会感到分身乏术。

一天，当赵巍正在处理某项事务时，领导层需要开会，于是他急忙放下手上的工作去开会。当他开完会后想要接着处理未完成的工作时，又有下属来找他汇报工作；下属刚汇报完工作，又有客户来访，他又立刻去会议室见客户；由此，赵巍手头上的工作一直都没有做完，最后，他加班加点才将工作做完。

当赵巍忙了一天回到家中准备好好休息时，却接到了公司的电话，询问他工作的相关事宜，赵巍详细地告诉了对方。可挂了电话，又一个电话打了进来。最终，赵巍一晚上接了十来个电话，这让他晚饭也吃得不踏实，到了凌晨一两点还没有休息；而第二天，他又早早去了公司。

由于长时间睡眠不足，没过多久，赵巍就变得精神不振，心情烦躁。慢慢地，他喜欢用抽烟、喝酒等来缓解自己的压力。不仅如此，他感觉自己的工作效率越来越低，经常是力不从心，而且还出现胃痛、紧张性头痛等症状。

有人曾说：“只要活着，就要面对无穷无尽的压力，它像空气一样无时不在，无处不在，挥之不去。”的确，压力无处不在，存在于生活和工作的各个方面，人人都会有心理和情绪上的体验：第一次上台演讲，我们会感到紧张万分；工作变动会让我们感到不适；亲人患病会让我们担心不已。压力总是无法避免，但过度的压力是与紧张、挫折、焦虑等联系在一起的，久而久之就会破坏人们的身心平衡，导致情绪困扰，身心健康受损。

何谓压力？压力也被称为应激，是1936年由加拿大著名心理学家汉斯·薛利提出的。他认为压力是某种特殊症状的一种状态，是由生理系统刺激的反应而引起的非特定性变化所形成的。一般来说，压力有三种不同的含义：

一是让人感到紧张的事件或是环境刺激。比如，一份让人感到有压力的工作，人们会将可能造成紧张的事物当成压力。

二是一种身心反应。比如，参加一场比赛会令人感到压力很大，即指人的紧张状态，而压力则是人对比赛的反应。这种反应包括两种成分：一种是生理成分，会出现心跳加快、手心出汗、口干舌燥等身体反应；另一种则是心理成分，即个人的行为、思维和情绪等主观体验，也就是人们常说的“感到紧张”。

三是一个过程。这个过程是指引起压力的刺激、压力状态和情境。所谓的情境是指人与环境相互影响的关系。所以压力不只是刺激或反应，还是一个过程。在这个过程中，个人是能够通过行为、认知、情绪的策略来改变刺激物带来的冲击的主动行动者。

那么，压力产生的原因有哪些呢？压力源主要有哪几种类型呢？心理学家经过研究，把造成压力的各种生活事件进行了分析，总结出三种类型：

一是社会性压力源。它主要是使个人生活方式造成变化，并会要求人们对此做出相应的调整和适应的情境与事件。社会性压力源不仅包括个人生活中的变化，还包括社会生活中的重要事件。

二是躯体性压力源。它是指通过个人的躯体直接发生刺激作用而导致身心紧张的物理、化学等刺激物。比如，过低或过高的温度、酸甜的刺激等，这些都会引起生理压力。

三是心理性压力源。它是指来自个人大脑中的紧张性信息。比如，不祥的预感、不切实际的期望、心理冲突与挫折等。这与其他类型的压力源有所不同，因为它是直接来自人的大脑中，反映了心理方面的问题。

在日常生活和工作中，压力无处不在，可对此有的人满不在乎，有的人却耿耿于怀，主要是因为人们内心对压力的认知不同。如果过分地夸大压力，就会让自己对压力产生畏惧感，心理上产生“我应付不来”的想法。如果心理承受的压力过大，就会对身心健康造成影响。正如古希腊的哲学家所说：“人类不是被问题本身所困扰，而是被他们对问题的看法所困扰。”的确如此，生活中不可能没有压力，关键是我们如何对待。

那么，我们应该如何调整压力？如何将压力带给我们的身心伤害降到最低呢？对此，有心理学家提出以下几点建议：

一是了解产生压力的原因，进行压力管理。首先，我们要弄清楚是什么导致我们的压力，是工作还是家庭生活，抑或是人际关系。只有清楚地了解形成压力的原因，才能有效地解决问题。如果我们将压力管理得当，即将压力变成动力，就会起到积极的作用，让我们表现得更为出色。

二是学会分散压力，不要把工作当成一切。很多人之所以会陷入压力的泥潭中，是因为他们总是将所有的事情都放在自己一个人身上，这样就会导致工作强度加大。比如，上文的赵巍之所以感到压力那么大，是因为他将所有的事情都放在了自己身上。

对此，专家建议，应该学会分散压力，即将工作进行分摊或是委派给其他人，以降低自己的工作强度。另外，不要将工作当成一切，更不要将自己所有的时间都用来工作，要学会平衡生活，将时间留给自己、家人、朋友等，只有这样才能缓解自身的压力。

三是试着按一下压力“暂停键”。当自己感到压力来袭时，试着按一下压力“暂停键”，让自己放松、休息一下。比如，到室外去呼吸一下新鲜的空气、散散步等，这样不仅能够放松大脑，还能防止压力情绪的产生。

享受“挑战”，将压力变为动力

张婕是一名电话销售人员，参加工作没多久，与其他人相比，她认为自己没有任何优势，因为她没有什么工作经验，也没有任何资源，而且性格比较腼腆。果然，在公司做了一个月，张婕的业绩是倒数几名。

看着墙上的业绩排行榜，张婕既感到难过，又感到很有压力。整整一天，她都在郁闷中度过，她不断地否定自己，认为自己可能真的不适合这份工作。可是，当她得知，业绩第一名的同事也是没有任何工作经验时，她顿时有些不服输：既然别人可以做到，为什么自己不能做到呢？

想到这里，张婕决定将压力化为动力，享受工作中的“挑战”，向第一名冲刺。于是，她冷静地分析了自己在工作中失败的原因：性格比较腼腆，不愿与同事沟通，更不敢主动与客户交流；对业务还不是很熟练，回答客户问题时总是无法清楚地说明，所以致使自己打电话时底气不足，缺少自信。

找到失败的原因后，张婕开始做出改变，她主动地与同事沟通。当其他同事打电话时，她则在一旁边熟悉业务知识，边听他人是如何与客户交流的。渐渐地，张婕的沟通能力越来越棒，与客户交流得也非常好。在第二个月业绩评选的时候，张婕榜上有名，不再是倒数几名，而是正数第一名。

不仅如此，张婕的客户也变得越来越多，很多客户都喜欢与她沟通。后来，张婕的业务做得越来越好，成为公司的销售达人，并被领导提升为部门主管。

在现实生活中，人人都会有压力，这些压力来自各个方面：学习、工作、感情等，可是，为何有的人能够轻松自如地面对压力？他们有什么异于常人的智慧吗？其实不然，很简单，他们就是学会了享受“挑战”，将压力变为动力。当我们这样做之后会发现，其实压力并没有想象的那么恐怖，它会成为一种激励，促使我们奋力前进。

在挪威，沙丁鱼总是相当抢手，而且在市场上卖得很贵，尤其是活的沙丁鱼。因为每当渔民将它们捕获运回码头后，它们因为离开了大海而缺氧窒息，没过多久就死掉了。可死掉的沙丁鱼不仅味道非常差，而且价格也相当低。如果将沙丁鱼运到码头还存活的话，其价钱要比死鱼高出很多倍。为此，很多渔民都想尽办法，争取让沙丁鱼活着回到码头。可是，虽然他们尝试了各种方法，但大多数沙丁鱼还是因为窒息而在中途死掉了。

奇怪的是，有一艘渔船却能让大多数沙丁鱼活着回到码头，当其他人问那艘船的船长时，他却严守秘密，不告诉任何人。直到老船长去世时，渔民们才知道了他的秘密：原来，老船长将沙丁鱼捕获装入鱼槽中后，会放入一条以鱼为食的鲶鱼。当鲶鱼在鱼槽中，由于环境比较陌生，它四处游动。沙丁鱼见到了自己的天敌，非常紧张和害怕，它们四处逃窜、躲避鲶鱼，所以奋力游动。

这样就解决了沙丁鱼因为缺氧而窒息死亡的问题，最终，这些沙丁鱼都能活蹦乱跳地运到码头。这就是著名的鲶鱼效应。沙丁鱼在鱼槽中本来是毫无压力的，所以也没有任何的求生欲望和动力，结果都窒息身亡。可是，当把鲶鱼放进鱼槽中后，在面对鲶鱼追杀的压力时，沙丁鱼选择的是迎接挑战，将那份压力变成了求生的动力，奋力在鱼槽中游动，最终活了下来。

在日常生活和工作中也是如此，不要让自己被压力的梦魇纠缠，要学会调整心态，将压力转化为动力，才能让自己取得更大的成功。正如一位化学家所说："我为什么成功？因为我懂得调整心态，懂得把压力变成动力。假如压力是 pH，在通常情况下显中性，那么我将不会让我的 pH 值小于 7，让压力不再可怕，不再让压力占据我的心灵！"

因此，我们要学会直视压力，不要让压力变成我们的负担，而应该让其成为我们前进的动力，那么，应该如何调整心态，将压力变成动力呢？对此，有心理学家提出以下几点建议：

一是学会"享受"挑战和麻烦。当我们在生活和工作中面对压力时，总是会将其看成巨大的麻烦，从而让我们感到头痛不已、身心俱疲。可是，当我们转换心态，学会"享受"压力，并尝试挑战它们、战胜它们后，我们就会感到相当惬意、满足，有成就感，也更有勇气面对一个个新的麻烦和困难，从而激发我们的潜能，做出更好的成绩。

二是改善自己所处的环境。如果我们在办公室中感到很压抑，不妨试着改善周围的环境。比如，可以在办公桌上放一些自己喜欢的饰品，或是给工位装扮一下，创造出新鲜而有活力的环境。这样不仅能够提高工作兴趣，还能缓解沉闷的情绪。另外，还可以在桌子上摆放一些代表工作成就的纪念品，这样更能刺激我们的自信和斗志，做事也更有积极性。

三是运用一些减压方法。有专家建议，当自己感到有压力、心情郁闷时，可以随身携带一个小网球、小橡皮球之类的东西，用力捏一捏、挤一挤，以此宣泄自己的情绪。

据了解，在法国就有一个“减压餐馆”，在那里就餐的客人，可以随意掀翻桌子、椅子，以宣泄自己的压力；北京某公司办公区中常常放着各种各样的布偶，以供员工们拳打脚踢来发泄压力。

四是适当地开个玩笑或是讲个笑话。心理学家表示，幽默往往能够给人注入感情，消除人的紧张情绪，所以适当地开个玩笑或是讲个笑话，不仅能够缓解情绪，还能为工作增色不少。正如幽默大师哈维·明迪斯博士所说：“我们有选择悲剧或喜剧的自由。”

用乐观心态走出“失去”的阴影

在古代，有一个书生长得气宇轩昂、英俊潇洒，而且非常有才华，所以他深受年轻姑娘的爱慕。可是，当他准备去京城考试的时候，所住的客栈却突然在夜晚被大火吞噬。因为这场大火，年轻的书生所带的贵重物品都被烧成了灰烬，而且还失去了英俊的容貌，这让他难以承受，根本无心再应考，也无法进行正常的生活，每天都过得浑浑噩噩。

一天，当他走到河边的时候，看着河水倒映出自己不敢认的容貌时，他更加痛不欲生，想要跳河来结束自己的生命。此时，他看见一个和尚正从河里打水挑到山上的寺庙中。书生发现和尚的一个水桶似乎有些漏，水“滴答滴答”地从桶中流了出来。

心地善良的书生见此状，立刻追赶上去，告诉和尚说：“你这么辛苦挑了两桶水，却有一个水桶总在漏水，如果你挑到山上的寺庙中，恐怕水已经快漏完了吧。所以，你赶快换一个桶吧，要不多浪费力气啊。”

可和尚却坦然地笑着对书生说：“其实，我并没有浪费力气啊！我桶里的水虽然漏了出来，但却可以为路边的花草浇水，你看看，这些花草长得多茂盛！”听了和尚的话后，书生看看山路两旁的花草的确比其他地方的花草长得更茂盛。此时，他的心情突然变得开朗起来，在内心告诉自己：虽然我现在的容貌被大火烧毁了，但我的内心却没有被烧毁，它依然能开出美丽的“花朵”。

想到这里，他微笑着与和尚告别了。从此之后，他不再在意自己被烧毁的容貌，而是将更多的精力放在考取功名上。几年之后，他考上了状元，其才华受到了皇帝的赏识，给他与年轻漂亮的公主赐婚。

人生在世，我们不能太过于计较得失，而是要看开一些、看淡一点，当心胸变得豁达、大度，不管面对何种压力，我们都能乐观地面对。在现如今的社会上，很多人都习惯得到，而不习惯失去，一旦失去就会表现得无所适从，不知该如何面对，从而丢掉乐观的大性。对此，有心理学家表示，得失是自然规律，我们无须为之耿耿于怀，有失必有得，虽然有时候我们失去了权位和利益，但却获得了平静而快乐的生活。失去的我们往往难以挽回，但乐观的心态则由我们自己把握，所以我们应该学会凭借乐观的心态走出“失去”的阴影。

一位男士与朋友坐在轮船的甲板上看报纸，突然，一阵大风吹过来，将他新买的帽子吹走了。朋友见此状，连忙站起来想要抓住帽子，但还没来得及，帽子就被吹到了大海中，朋友看了，十分惋惜地说：“太可惜了，新买的帽子竟然被吹到了海中。”

可那位男士却看着飘落在大海中的帽子，不为所动，继续看着报纸。朋友很困惑地问道："你不心疼那顶帽子吗？这可是你刚刚买的啊，而且是你非常喜欢的帽子啊！"那位男士听了，抬起头说："是的，帽子被风吹到海里，我的确很心疼，可还能将它找回来吗？所以，我正打算如何省下钱再买一顶喜欢的帽子。"说完，他又低下头去看报纸。

的确如此，当面对心爱的东西失去时，大惊小怪或是耿耿于怀有什么用呢？为何不调整心态想办法来解决呢？可是，在现实生活中，很多人都会因为失去了某些东西而郁闷不已，感到"压力山大"：工作丢了，整日浑浑噩噩，似乎天塌了似的；相处几年的恋人提出分手，便痛不欲生，茶不思饭不想的。

可即使这样又能如何呢？还是无法改变目前的局面，无法解决问题。另外，这些事情还会在心理上留下阴影，让我们备受折磨。如果不调整好自己的心态来面对失去，没有在心理上接纳失去，那么，我们就无法创造新的生活。

所以，工作丢了，我们不如调整好心态，积极、乐观地找下一份工作；与恋人分手了，不如重新振作，去寻找新的爱情。这样才能走出颓丧、落寞的心理阴影，才能更加坦然地面对得与失。那么，如何才能培养乐观心态，对待日常生活中的种种"失去"呢？对此，有心理学家提出以下几点建议：

一是敢于面对现实。其实，人生不管面对何种际遇，都存在好机会和坏机会，而好机会往往蕴含着坏机会，坏机会也蕴含着好机会，关键是我们采用何种心态和眼光来对待它。心理学家建议，不管失去何种事物，我们都要敢于面对现实，并积极地调整自己的心态，用豁达、乐观的态度来面对。而后，认真地分析当前的形势，以找到解决问题的方法，将坏事情转化为好机会，从而走出“失去”的阴影。

二是学会为情绪关“门”。著名主持人白岩松曾表示，当面对高强度的工作压力时，他的秘诀就是学会为情绪关“门”。当我们将这扇“门”关上之后，外面的压力、颓丧、流言等都与我们无关。此时，我们应该乐观而积极地生活，做自己想做的事情，比如，看电影、旅行等。

的确，像白岩松所做的新闻主持行业，每天都活在公众的视线中，做得好为大家所称赞，做得不好就会被众人唾骂。失去了赞扬，不等于无法生活，而是要学会关“门”，不活在他人的口中，将所有不好的事情看淡，才能让自己的生活过得更多彩、更潇洒。

三是尝试调整心态。有专家表示，当我们无法改变外在的环境时，就需要学会调整自己的心态来适应环境。的确，不能改变外在的事情，就要改变自己面对事物的态度。比如，我们要有“办法总比困难多”“任何事情的发生必有利于我”等积极的心态，才能让我们不管遇到什么事情都可以从积极、乐观的角度来思考，从而坦然面对人生的各种不如意，才能收获更多的快乐。

工作高效妙方：重视短时间的休息

史明是某公司的部门主管，他所管理的部门，员工不仅工作积极性比较高，而且工作效率也较高。所以，每次公司绩效考核时，史明所领导的部门都取得了相当不错的成绩。可公司其他部门的同事，天天抱怨任务太多，而且还要加班加点工作，这让他们感到身心俱疲，压力非常大。

起初，其他部门的领导都以为史明与高层有关系，所以分配给史明部门的工作任务比较少。但工作任务都是在明面上分配的，每次都是通过公司会议下达，他们这才相信史明的领导能力。于是，有些部门领导就向史明“取经”：如何才能让员工高效地工作?

史明告诉他们，其实自己与员工高效工作的秘方就是充分重视休息时间。当中午休息的时候，他会召集下属们一起做游戏，并让他们专心于游戏的角色中，大家就没有时间去想工作的事情，这样就能让他们充分休息。在休息之后，就可以精神百倍地去工作。而且他绝对不允许员工在休息的时间做工作，如果将休息的时间都拿来做工作，会让他们感到任务很繁重，也会感到压力非常大。

另外，史明很少开部门会议，即使开会也不会占用员工很长的时间。因为不必要的会议会让员工感到身心困乏，也会浪费很多时间。所以，他的下属总是能够高效率地完成工作，而且不会感到有压力。

后来，其他部门的领导都争相采纳这一秘诀，确实有了明显的变化，下属的工作积极性都有所提升。

心理学家表示，当从事繁重的工作时，要学会运用短时间的休息进行消遣，以让我们的身心得到放松，才会恢复精神，更好地投入工作中。很多人都对著名发明家爱迪生的旺盛精力感到惊奇，因为他总是能够长时间地工作而不休息，有时候他甚至在实验室中工作到凌晨三四点。其实，他之所以能够这样做，就是因为他能够利用短暂的时间来充分地休息。比如，累了或是困了时，他就用书做枕头，趴在实验室的桌子上睡觉。休息十几分钟或是半个小时后，他便精神抖擞地开始工作。

心理学家表示，在工作时间努力地工作，在休息的时候尽情放松，才能将效率、快乐、健康结合在一起。所谓的放松和休息，就是抛开目前工作上的一切烦恼和压力，让自己好好地休息。

渥尔波是英国著名的政治家，虽然他肩负着重任，而且日理万机，可处理繁杂的事务时，他却能够用处之泰然的态度来应对。他是如何做到的呢？因为他懂得如何在适当的时间来放松自己。在休息的时间，将衣服从身上脱下来时，他常常对自己说“此时是将任务卸下来的时候”。所以，当放松、休息之后，他便能更得心应手地处理工作。

可能有些人认为养成这种习惯太难了，因为即使自己在休息时，大脑也总是不受控制，那些撇不掉的烦心事会不断地跳出来，这些事情会让自己难以充分地休息，并且还会受到困扰。对此，专家建议，如果想要充分利用短时间的休息，可以慢慢地养成这种习惯，让自己靠在或是躺在舒适的地方，即使受到其他事情的干扰睡不着也没有关系，可以放开自己的思想任其遨游，并试着让自己想一些轻松愉悦的事情。这样，不管自己是否睡着，都会感觉自己的身心得到了一定的舒缓。

除了重视短时间的休息，还有其他妙方不仅能够缓解压力，还能提高工作效率。对此，有心理学家为我们总结出以下几种方法：

一是积极运动。将运动当成自己生活和工作的一部分，这样不仅能够减轻自己的压力，还能缓解内心的疲惫。对此，专家建议，每天都通过一些简单的运动来保持良好的状态。比如，当工作累了的时候，可以走到窗前做几组简单的运动，不仅能够缓解疲惫，还能保持头脑清醒。

二是找到适合自己的消遣方式。每个人都有自己的消遣方式，可以根据自己的个性与喜好去做。比如，有的人喜欢在工作累的时候去外面走走，有的人喜欢在手中把玩一些小物件等，只要能让自己紧张的身心得到放松和休息，都可以去做。当我们坚持这样做的时候就会发现，它会产生很大的魔力，会给我们输入全新的能量，让我们的精力变得更加旺盛。

三是培养一种爱好，最好是自己擅长的。当我们有了一种自己的爱好，并非常感兴趣且擅长时，就会很投入地做这件事，这会让我们在活动中变得更有兴致，从而让身心得到放松。当带着这份热情和兴奋去工作时，我们会精力充沛，做事更加高效。

放松疗法：为自己心理减压

马灵是某中学的一名老师，在同事和领导的眼中，她是一个责任心强、工作认真的老师；在学生眼中，她教课生动有趣，很受学生的欢迎。所以，每次考试，她所带的班级总能取得非常不错的成绩。很多人都对她羡慕不已。可殊不知，马灵自己却背负着沉重的压力。

由于马灵在学校中表现得很出色，所以只要是学校有领导前来考察，他们首先就会想到马灵，推荐领导到马灵所带的班级进行考察。如果学校有其他评选活动，他们也会让马灵参加。这使得马灵即使在周末或是节假日休息的时候，还要忙着备课，让她感到身心俱疲。渐渐地，马灵的身体变得有些虚弱，整个人看上去非常憔悴。

当闺密见到马灵，了解她的情况后，在为其担心的同时，对马灵建议道："你为何不用放松疗法来为自己减压呢？这是一种放松训练，可以释放我们的压力。"马灵不解地问道："这种训练方法应该怎么做呢？"

闺密边解释边示范："有一种深呼吸训练是非常简单而易操作的，通过特殊的呼吸方法能够控制、调节呼吸的频率和深度，从而帮助我们改善心理状态，让我们的身心更放松。你瞧，可以坐在椅子上或是仰卧在床上，找到自己最舒适、放松的姿势来训练。用鼻子深吸一口气，然后缓缓地呼出来，呼气时要平和、舒缓。在呼吸的过程中，数着自己的呼吸次数，数到10之后，再重新开始，不断重复这样做。做久了就会发现我们不是在用肺呼吸，而是在用身体呼吸，会逐渐感到自己身体的每个部位都在放松，似乎自己与大自然已融为一体。”

随后，马灵也跟着闺密做了起来。做了几组深呼吸训练后，马灵渐渐感到有所放松了。

何谓放松疗法？它又被称为松弛疗法、放松训练，是通过有步骤的训练来有意识地控制自己的生理、心理活动，从而改善机体功能紊乱的心理治疗方法。运用这种疗法能够让人的肌肉得到放松，从而让心理得到松弛，最终使得机体保持内环境平衡和稳定。当我们处于放松的状态时，交感神经活动的功能降低，呼吸频率与心率随之变慢，血压也缓慢下降，从而会产生头脑清醒、身心愉快等感觉。

放松训练最早是在1938年由美国心理学家雅可·布松在其著作《渐进性放松》中提出来的，旨在帮助人们收缩和舒张骨骼肌肌群，以让身体变得松弛，进而达到心理上的松弛。他的这种放松训练是渐进性的肌肉放松训练。

在1958年，南非精神病学家沃尔普改进了这一方法，建立了系统性脱敏治疗，在治疗焦虑、恐惧症中取得了不错的效果。在1973

年，本斯屯等进一步简化了渐进性肌肉放松技术。放松训练逐渐成为一种单独的训练方式。

放松疗法的理论认为，放松可以导致心理改变，对应激所引起的心理变化是一种对抗力量。所以，这种训练方法能够改善机体神经内分泌系统的功能，调节人体的心理、神经和生理学功能。放松疗法是训练一个人可以随意放松自己的全身肌肉，以让身心得到舒缓，从而调整情绪。现如今，它已经成为解除心理疲劳、恢复身心健康的一种自我调整训练方法，在医学界、心理学界也正在兴起。

除了上文的马灵闺密提到的深呼吸训练方法可以放松身心，缓解压力，还有其他一些放松训练方法。在此，有心理学家为我们总结介绍了以下几种：

一是渐进放松训练法。可以选择一个安静的房间，穿上宽松而舒适的衣服，让自己躺在沙发上或是床上，处于最舒服的姿势：让右脚和右脚踝肌肉紧张，并扭动自己的脚趾，在肌肉收紧后，再让其放松，重复几次，记住紧张与放松时的不同感受，左脚与左脚踝也是做同样的练习；收紧小腿肌肉，先做右边，再做左边，重复紧张和放松训练；收紧大腿肌肉，先做右边，再做左边，体会大腿紧张时是如何影响膝盖和膝关节的；收紧臀部和腰部，记住紧张和放松时的不同感觉。

随后，练习腹部、背部、前臂、面部等肌肉。这种训练方法也可以自上而下，每天都坚持做这种训练，必然会让身心疲劳得到改善。

二是意象放松训练法。这种训练方法是通过想象一些轻松而愉快的场景来让身心得到放松。运用意象放松训练法时，最为关键的就是想象要生动、逼真，而且意象越清晰、生动，放松的效果就越明显。这种方法可以消除人们的身体疲劳，以恢复精力。起初，做这种放松训练并不能让肌肉很快地进入深度放松的状态，而是要坚持下去，才会有效果。

具体的做法是：让全身处于放松的状态，闭上眼睛，想象自己置身于一望无际的海边，正放松而安静地仰卧在海滩上。四肢自然地舒展，并感受到温暖的阳光、柔软的细沙、海风轻拂自己的面庞，让自己沉浸于轻松而舒适的环境中，让内心得到慰藉。

三是音乐放松疗法。在医学方面，音乐放松疗法已经应用于精神疾病、心理疾病的治疗。《史记》也曾记载“故音乐者所以动荡血脉，通流精神而和正心也”。可见，良性的音乐能够提高大脑皮层的兴奋性，从而改善情绪，对心理起到安抚作用。心理学家建议，可以根据情绪状态来选择曲调适合的音乐，调整自己的心理状态。比如，心情浮躁时可以听舒伯特的《小夜曲》，情绪忧郁时可以听《蓝色狂想曲》等清新欢快的音乐。

颜色疗法：用颜色为生活减压

杨凌是一个家庭主妇，在他人的眼中，她是一个很会生活的人，每天将孩子送到学校后，就会摆弄家中的花花草草以及房间的摆设。去过杨凌家做客的人都对她家的布局赞不绝口，因为在她家中会让人感到心情舒畅，吃得更加开心。

一次，有朋友去杨凌家中做客。进了客厅后，看到她家天蓝色的墙壁，心情顿时感到轻松了很多。这让朋友感到大为神奇，对杨凌说：“你家真的很有魔力！每次我来你家做客，都会感到身心愉快，而且心情也格外放松。不像我在自己家中，总是感到很压抑、焦虑。”杨凌听了，笑了笑没有说什么。

在吃饭的时候，杨凌在餐桌上摆放着紫色蔬菜和红色水果，搭配着食物，这让朋友吃起来非常开心，边吃边对杨凌赞不绝口：“你家的饭菜真是香啊，我最近一段时间都没有什么食欲，在家都是随便吃一点。”杨凌见此状，微笑着对朋友说：“那你就多吃一些。”

在酒足饭饱之后，朋友开始向杨凌讨教起来：“你在家里施什么魔法了吗？为什么每次我来到你家都会感到身心放松，而且胃口不错呢？快向我传授一下你的‘魔法’吧。”

杨凌笑着回答道：“其实，所谓的魔法就是用颜色来改变心情。你瞧，我们家的客厅是以天蓝色为基调的，因为天蓝色能够释放压力，而且是一种天然的镇静剂，能够缓解我们内心的焦虑。而你之所以那么有食欲，是因为我在餐桌上用紫色蔬菜和红色水果搭配食物，这些明亮的色彩能够刺激人的大脑和神经，驱赶不愉快的情绪，让人身心愉悦，吃得才更加开心。”

其实，杨凌主要是运用颜色疗法来改变自己的心情。这是一种新的治疗方式，现如今在欧美等国家非常流行，已经成为西方自然疗法的一部分。它巧妙地运用色彩来调节身心，从而促进人的身心健康。据了解，在英国已有600位经过特殊培训的色彩治疗师；在西班牙马德里有一个以色彩治疗为主题的特色酒店，其理念就是通过色彩疗法来改善游客的身心状况，以减缓他们的精神压力。

色彩疗法是基于古印度的健康理论，即光谱中的每一种颜色都有一定的波长，会产生振动，使得每一种色彩都拥有特殊的能量，这些能量与人们身体中内在的能量相吻合。如果身体内的能量失去平衡，那么，人就会感到不适，甚至会生病，而通过色彩调节可以防止能量失衡，即能够调节身心。

心理学研究发现，不同颜色的美食、服装，甚至根据不同颜色基调装修的房子，都会给人不同的情绪体验。鲜艳明亮的颜色会让人身心感到愉快，清新的颜色则会有缓解紧张、镇静情绪的作用。当人的视觉处在适宜的颜色下就会产生愉快的心情，从而不知不觉释放内心的压力。

其实，在这之前，杨凌曾因为生活上的诸多琐事感到心力交瘁、身心疲惫。后来，她从书中看到颜色疗法能够减缓生活的压力，她便开始琢磨和研究起来，将房子颜色基调换成了天蓝色，在家里养了很多绿植，对食物的颜色进行搭配。没过多久，杨凌渐渐从困境中走了出来，越来越懂得生活。

现如今，将色彩心理学应用到日常生活中是非常普遍的，尤其是在室内装饰、食物等方面，发挥着非常重要的作用。在传统的家庭装修中，大多数人都会选择白色作为底色，再在适当的地方用简单的颜色进行装饰。比如，娱乐室会用橙色，因为橙色往往是年轻人的最爱，它能够让人充满活力，感到精力充沛；卧室则用蓝色，因为蓝色的环境能够消除内心的焦虑、紧张等情绪。不过，有专家表示，在家居颜色的选择上，主题颜色最好不要超过三种，否则会让人感到烦躁不安。

有心理学家表示，蓝色确实可以帮助人释放压力，所以当有些人置身于天朗气清的环境中时，会感到心情明朗；而看到阴云密布的天空，就会莫名其妙地感到烦躁。外国科学家经过研究发现，蓝色是一种天然的镇静剂，能够缓解人们的焦虑情绪，所以，在西方很多学校的教室中都有天蓝色的墙壁，这种颜色会让心猿意马的学生变得安静下来，从而专心地学习。

在食物上，食材的颜色往往会给菜肴加分不少。做菜最讲究的就是色香味俱全，而这个“色”就能够第一时间吸引人们的目光，为口舌的品尝做了赏心悦目的铺垫。在很多餐厅中，最常见的颜色就是红色，因为红色能够刺激人的食欲。所以很多懂得营养之道的厨师都会在餐桌右边摆上紫色的蔬菜，而在左边摆上红色的水果，由于颜色的调和，会让人看着养眼，吃着舒心，心情大好地享受美味的食物。

另外，如果我们平时感到压力比较大，身心疲惫时，不妨在休息的时间去郊外走走，因为感受绿荫会让我们释放紧张而烦闷的情绪，而且还能有效地调节血压和血糖，降低心脏病发作的概率。有研究指出，生活在乡村中的人往往比城里的人更长寿，原因就是他们有更多的时间和机会接触绿色。

的确，绿色的魅力就在于它能够彰显大自然的灵感，让人在紧张而充满压力的生活中得到放松。如果家中的阳台有空间，不妨摆放一些绿色的植物，为家庭营造出一种清雅的环境。另外，在办公桌上也可以放置一些绿色植物，这样不仅能够缓解视觉疲劳，还可以消除内心的压力。

色彩在日常生活中无处不在，只要将色彩运用得当，不仅会为我们的生活增添美感，还能有效地缓解身心疲劳和心理压力。

Part7

治疗抑郁：告别心灵感冒，多与阳光接触

在西方，抑郁症又被称为“心灵感冒”，这表明它就像是感冒那样常见。但在患者配合的前提下，经过合理的治疗，70% 80% 的人都能取得明显的效果。

抑郁：心灵上的“流行性感冒”

李茜是一名高三的学生，身材高挑，长得比较漂亮，而且成绩也很优异。可是，她的性格却比较沉闷，平时不太爱说话，也不愿与同学主动交流。只有同学主动找她讲话时，她才有一句没一句地回应着。这让同学们都觉得她不好相处，所以也不再主动与其沟通。

由于李茜长得比较漂亮，有不少男生都对她发起爱情攻势。起初，李茜比较抵触，因为正值毕业季，她不想因为恋爱而让自己分心。可后来一个美术班的男生却对李茜穷追不舍，由于他非常擅长画画，尤其是画人物肖像，画得相当好。为了追求李茜，他经常给李茜画头像，并偷偷地放在她的座位上。时间久了，李茜渐渐被那个男生打动，两个人顺理成章地走在了一起。

可是，那个男生却总喜欢与其他女生保持暧昧不清的关系，而且还有很多“绯闻女友”，但李茜并不知道这些，依然开心地与他谈着恋爱。在他们相处两个月后，那个男生却突然与另一个女孩子在一起了。当李茜得知后，变得更加沉默寡言，而这件事也弄得全校皆知。由于李茜所在的高中曾三令五申不许谈恋爱，当学校领导知道这件事后，对李茜和那个男生进行了通报批评。

从那以后，李茜的成绩开始直线下降，从原来班里前几名滑到了二三十名。不仅如此，她经常无精打采，神情恍惚。每次老师让她起来回答问题时，她都相当茫然，似乎在做与自己无关的事情。另外，李茜时常会出现心慌、头晕、失眠等情况。这让她越来越觉得学习没有什么意思，考上大学也没有任何意义。更为严重的是，她甚至有轻生的念头，感觉活在这个世界上很累，厌倦了一切。

其实，李茜这种症状就是抑郁症的表现。抑郁症又被称为抑郁障碍，其主要特征就是显著而持久的心情低落。一般来说，刚开始情绪消沉，然后从闷闷不乐发展到悲痛欲绝，甚至会产生悲观厌世的想法，并有自杀的企图或行为。更为严重的还会出现幻觉、妄想等精神病性症状，每次发作的时间至少两周，甚至达到数年。

抑郁症是一种比较常见的心理障碍，主要表现有情绪低落、抑郁悲观，严重者会感到痛不欲生；思维迟缓，经常在自责自罪中度过；饮食、睡眠质量很差，担心自己身体不适，严重者会有自杀的想法和行为。

一般来说，很多人都有可能出现或轻或重的抑郁状态。当内心感到不愉快、情绪比较低落、自我封闭等情况出现时，往往是一种抑郁情绪的表现。但具有抑郁情绪并不表示就是抑郁症，如果长时间沉浸在抑郁中，不加以调节，就会发展成为抑郁症。正如美国著名作家马克·吐温所说："世界上最奇怪的事情是，小小的烦恼，只要一开头，就会变成比原来厉害无数倍的烦恼。"

在日常生活中，我们总是会遇到或大或小的失败和挫折，从而让我们失去珍贵的东西，比如，心爱的恋人、最依赖的亲人等，为此，我们会悲伤、痛苦，虽然我们渴望乐观，但现实却让我们乐观不起来，甚至会走向绝望。上文中的李茜在遭遇被分手后，变得异常沉默和悲伤，可不善言谈的她将这些不良的情绪长久地尘封在内心深处，渐渐变得愈发痛苦不堪，不仅影响生活和学习，还让她走向绝望的深渊，产生了轻生的想法。

纵观世界歌坛影坛，不少光芒四射的明星都是因为抑郁症而在大好年华里选择结束自己的生命：美国著名歌手、林肯公园主唱查斯特·贝宁顿因抑郁症在家中上吊自杀；香港著名影星张国荣因深陷抑郁症而跳楼自杀；年轻演员乔任梁也因为抑郁而自杀身亡。现如今，越来越多的人被抑郁症所困扰。据媒体报道，全球已有 1.5 亿人正遭受抑郁症的折磨。

美国作家安德鲁·所罗门在《忧郁》中曾这样描述抑郁症：“我四肢僵硬地躺在床上哭泣，因为太害怕而无法起来洗澡，但同时，心里又知道洗澡其实没什么可害怕的……我用全身的力气坐起来，转身，把脚放到地上，但是之后觉得万念俱灰，害怕得又转过身躺回床上，但脚却还在地上。然后我又开始哭泣，不仅因为我没办法完成日常生活中最简单的事，而且还因为这样让我觉得自己愚蠢无比。”这样的表述让很多人对抑郁症感到害怕，以为自己只要患上了抑郁症，就等同于患上了绝症。

其实不然。有医学专家表示，在西方，抑郁症又被称为“心灵感冒”，这表明它就像是感冒那样常见。在患者配合的前提下，经过合理的治疗，70% ~ 80% 的人都能取得明显的效果。所以，抑郁并不是想象中那么可怕，只要尽快接受专业人士的治疗，一般情况下都能有所好转。

医学专家总结介绍，最容易患上抑郁症的人往往是那些心理比较极端，遭遇突如其来的重大打击，曾经被社会所“抛弃”，患有绝症并且精神处于崩溃边缘的人。另外，遗传因素与心理社会因素也会诱发抑郁症。

那么，如何对抗抑郁症呢？如何才能不让自己再受“心灵感冒”的折磨呢？对此，有专家提出以下几点建议：

一是改变自己的生活。当患上抑郁症后，我们不妨试着改变一下自己的生活。不要强迫自己还像一个正常而健康的人那样做很多事，或是完成一项难以完成的任务；如果发现某件事情无法完成，就不妨将其放在一边或是置之不理。因为过于强迫自己去做，一旦做不好，只会让自己变得更加沮丧。

二是学会记录自己的心情和情绪变化。当患有抑郁症时，试着去记录自己的心情，注意自己的情绪、行为、思维等变化，区分哪些是消极的想法，哪些是积极的想法。每当有消极的想法和情绪时，就将其记录下来，然后将它与一种比较客观的看法做比较。多做一些让我们心情愉悦的事情，比如，骑车去外面兜风、听一些轻柔的音乐等。

三是遵循医学人士的治疗方案。根据医生的嘱咐和治疗方案去做，定期就诊、服药。

我们为何会容易产生抑郁

肖海从小就与爷爷奶奶生活在一起，因为妈妈生下他没多久就因病离世了，而他爸爸则因为在外地打工意外身亡。当肖海知道这些事情后感到很悲观，想法也比较消极，总认为自己就是一个克星，不应该来到这个世上。每次开家长会时，看到其他同学都是爸爸妈妈前来参加时，他就感到相当失落，总是一个人躲在角落中黯然神伤。

由于家庭条件不好，爷爷奶奶挣钱也很不容易，这让肖海总是非常担心他们的身体，害怕哪天也会失去爷爷奶奶，所以他每天都在惶恐不安中度过。这致使他的学习成绩有所下降，让他更加感到对不起爷爷奶奶，每天都在自责、忏悔中度过，认为自己太没用了。

一天，当肖海正在上自习的时候，老师面色凝重地走到了他身边，告诉肖海快去医院，他的爷爷发生了意外，已经送到了医院。听到这一消息，肖海感到似乎天塌了一样，他脑袋一片空白，步履沉重地赶到医院。可他到医院时，爷爷已经去世了，这让肖海顿时蒙了，连哭都不会了，直接瘫倒在地。

爷爷去世后，肖海再也无心学习，每天都将自己关在房间里，任凭奶奶如何叫他，他都不回应。他静静地待在房间中一动不动，也不说话，更无法入睡，做什么都提不起任何兴致。起初，奶奶以为肖海只是过于悲伤，过段时间可能就好了。

可是，不幸的事情发生了，一天，当奶奶出门没多久，肖海从房间里走了出去，爬到一栋废弃的二层楼上纵身跳下。所幸他没有生命危险，但却落下了残疾。后来，经医院检查发现，肖海是患上了抑郁症。

现如今，随着社会的高速发展，生活和工作的各种压力不断增加，导致很多人都患有或轻或重的抑郁症，不仅对个人生活产生影响，更对身心造成伤害，患者甚至会有自杀的想法和行为。为什么人会出现抑郁症的症状呢？产生抑郁症的原因有哪些呢？对此，有专家总结了以下几种原因：

一是遗传原因。医学研究发现，如果家庭中有人患有抑郁症，那么，家庭成员患有此种心理障碍的概率就比较高，这可能是遗传导致了抑郁症的易感性升高。

二是神经分泌功能紊乱。医学家通过研究抑郁症患者的脑部数据发现，93.2% 的抑郁症患者的大脑神经分泌功能紊乱，特别是患者下丘脑－脑垂体－肾上腺轴功能出现异常。另外，抑郁症患者的17- 羟皮质类固醇与血浆皮质激素的含量也明显增高。很多医学专家认为，这是抑郁症发病的机理。

三是性格原因。心理学家研究发现，多愁善感、遇事悲观、自信心比较差、对什么事情都过分担心的人往往很容易患抑郁症。这些性格特点会导致心理应激事件的刺激加重，而且这种个性特征大多是儿童时期养成的。

四是社会环境的影响。有研究发现，有半数以上的抑郁症患者患病的原因与社会环境有关。比如，家庭经济困难、亲人突然离世、人际关系紧张等，都易引发抑郁症。另外，现如今生活、工作压力越来越大，也是造成抑郁的重要原因。

五是过分的压抑。有心理学家称，抑郁往往是一种被压制的愤怒。如果我们总是过分压抑自己，导致不良情绪找不到发泄的出口，就会让其郁积于心，从而带给自己无尽的痛苦。所以，专家建议，当我们产生不良的情绪时，要学会将其发泄出来。比如，向好友倾诉、转移注意力等。

六是沉迷于失落情绪。心理学大师弗洛伊德曾表示，抑郁是失落的一种反应。任何形式的失落都会让人产生抑郁的情绪。在日常生活中，我们总是会遇到一些令自己心情失落的事情：考试没考好、丢掉了高薪的工作、与恋人分手……虽然我们会为此失落，但如果沉迷其中走不出来，就会导致消极的情绪越来越多。对此，心理学家建议，此时，我们应该尝试转移这种不良情绪。比如，与朋友去某个地方旅行几天、做一些让自己开心的事情等。

七是过于自卑。奥地利心理学家阿德勒曾表示，自卑是一种普遍存在的情结，只是程度不同而已。自卑就像是透过一层黑色的玻璃来看世界，会让我们看到的事物都暗淡无光，从而让我们备受折磨。对此，心理学家建议，我们不要总是拿自己的短处与他人的优势比，这样就会感到自己事事不如他人，而应该学会与过去的自己比较，看到自己每天的进步，才会渐渐消除内心的自卑等不良情绪。

当我们知道产生抑郁的原因后，在患上抑郁症时，不要急躁，更不要绝望，而是及时求治，与医生沟通；尝试着多与人接触和交往，而不是独来独往；尽量参加一些活动，看看有意思的电影或是电视节目等，就会让我们逐渐告别“心灵感冒”。

抑郁症并不是难言之隐

袁仑患抑郁症已经一年多了，每次发病的时候他都相当痛苦，头昏、失眠等症状一直伴随着他，所以，他在上班时总是无精打采的，做什么事都做不好，每次业绩都是倒数第一。这让领导以为袁仑没有用心工作，所以多次找他谈话，让他在工作上多认真些，不要将精力用在其他地方。因为领导听闻现在的年轻人都比较喜欢通宵玩游戏，所以他认为袁仑可能是玩游戏而导致的精神不振，从而无法认真工作。

当袁仑被领导误解后，他多次想要告诉领导自己得了抑郁症，可每次准备说出口时却又产生很多担忧：领导会不会因为这种病而不再让自己继续做这份工作；同事们会不会像看怪物一样看自己，从而孤立自己……出于种种担心，袁仑就像做了亏心事一样，将自己的病情隐藏得非常深，甚至连父母都不愿告诉，他总担心被其他人知道后，自己就会被看作是“怪物”。

不久，袁仑的抑郁症越来越严重了，导致他已经无法正常地生活和工作。即使如此，他也不愿去医院检查，更不敢回父母家或是上班。他向公司请了病假，独自待在出租房中，对任何事情都失去了兴趣，忍受抑郁的无尽折磨。

但公司不允许袁仑请大半个月的假，再加上他工作总是出错，毫无业绩表现，最终，领导以裁减员工为由将其开除了。失去工作的袁仑对生活更加没有信心，从而加重了他的抑郁症。

没过多久，当房东催收房租的时候发现袁仑在出租屋中自杀身亡。

在日常生活中，大多数患有抑郁症的人都像袁仑那样不敢将自己的病情说出来。为了避免被他人发现自己的隐疾，他们往往会选择保密和逃离，更不愿主动去医院治疗。对于他们来说，总认为自己患有这种病是“隐疾”，无法宣之于口，被他人知道后会瞧不起自己，会认为自己是“怪物”，认为自己有精神病。

其实，抑郁症并不是隐疾，它就像感冒、发烧一样普通、常见。有研究发现，抑郁症不仅与心理有关，还与大脑分泌的化学物质有关。所以当我们患有抑郁症时，不要有过多的顾虑和担心，而应大胆地向亲朋好友说出来。如果将病情隐瞒起来，不及时就医，只会加重病情，更加难以治愈。

比如，上文的袁仑隐瞒自己的实际状况，甚至都不愿向最亲近的父母倾诉，自然得不到任何人的帮助。这种错误的做法导致他独自承受抑郁症的巨大痛苦，也找不到可以依靠的精神支柱。当被公司辞退后，他对生活完全失去了信心，最终选择自杀来寻求解脱。

难道自杀是袁仑自我救赎的唯一方法吗？当然不是，现如今，很多人对抑郁症都有了一定的认识，也越来越能接受身边患有抑郁症的朋友。因此，一些患有抑郁症的人在向自己的亲朋好友倾诉后，更容易得到理解和同情。所以，袁仑在患上抑郁症后如果能够主动向父母倾诉，父母必然会帮助袁仑寻求各种解决的方法，比如，及时带他去就医；如果袁仑能将自己患有抑郁症的事情告诉领导，可能会得到领导的关照和体谅，比如，给他足够的假期让他好好休息、调整。如此一来，袁仑的病情可能就会得到有效的缓和。

现如今，越来越多的人遭受抑郁症的折磨，它是一种普遍存在的情感障碍性心理问题。据媒体报道称，在 2020 年，抑郁症将成为中国继心脑血管疾病后的第二大疾病。它常与其他慢性病并存，导致患者丧失劳动力。对此，医学专家表示，我们要正确地看待抑郁症，因为抑郁症并不是个性的缺陷，也不是人格软弱的表现，更不是隐疾。

那么，如何正确地看待抑郁症呢？如何才能战胜抑郁症呢？对此，有专家总结了以下几点：

一是抑郁症只是一种普通的心理障碍，并非个人的意志薄弱导致的。每个人都可能有或轻或重的抑郁情绪，即使患有抑郁症也并不表明我们心胸狭窄或是品质低劣，抑或是意志薄弱，因为它与感冒、发烧一样，只是普通而正常的疾病。所以，当我们自己或是身边的亲人患有抑郁症，不要认为见不得人或是低人一等，仿佛自己做了什么亏心事似的。只有勇敢地说出来，并及时就医，才能有效地缓解抑郁的症状。

二是抑郁症与精神分裂症是不同的。很多患有抑郁症的人往往以为自己患的是精神分裂症，其实不然，这两种疾病是两码事。抑郁症是能够治愈的，而精神分裂却很难治愈，而且还会复发。另外，抑郁症不会发展成精神分裂症，所以患有抑郁症的人大可不必担心。

三是抑郁症是能够治愈的。很多抑郁症患者相当消极、悲观、绝望，认为这种病症就是绝症，所以会产生轻生的念头。其实，这是一种很不理性的想法。当一些抑郁症患者被治愈后回想起自己当初的想法，都会哑然失笑。因此，当我们出现抑郁的症状时，不妨告诉自己：我只是情绪患上了“感冒”“发烧”，虽然目前有些痛苦，但只要吃点药，就会很快好起来的。

四是勇于求助。患上抑郁症后，要勇于求助、善于求助。及时地向身边的人寻求安慰和支持，及时去医院接受治疗，并积极地配合医生的治疗方案，才是正确的做法。

学会与抑郁“做朋友”

17 岁的蒋晨在同学们的眼中好似一个骄傲的公主，学习成绩优异，小提琴拉得特别棒，而且还在市里获过奖。最近，她准备去省里参加比赛。可是，不幸的事情发生了。当妈妈陪蒋晨去练习小提琴时，遭遇车祸意外去世了，而蒋晨的胳膊和腿也受到了很重的伤，从此右胳膊再也无法抬起来拉小提琴了。这让蒋晨一下子跌到了谷底。

由于妈妈去世、蒋晨生病，导致家里欠了不少债，所以爸爸只能忙着挣钱还债，而没有时间陪伴蒋晨。大部分时间她都一个人待在空落落的房间中，这让她感觉内心好像被掏空，整个世界都是灰色的，情绪总是相当低落。她时常自责和哀叹：妈妈如果不去送自己练小提琴，就不会遭遇车祸；自己也不会成为一个废人，什么都做不了；现如今活着真是太没意思了。每每想到这里，她都感觉非常悲伤、情绪相当低落。不仅如此，蒋晨总感觉身体会出现莫名的疼痛，但到了医院又检查不出来有什么问题。

有一天，又是蒋晨一个人在家，当她经过厨房发现水果刀时，她突然拿起刀划向了自己的手腕，看着鲜血涌出来，她竟然感到很轻松，感觉自己终于得到了解脱。幸好，爸爸有事回家发现这一幕，立刻送她去医院抢救，才把蒋晨从死神那里拉了回来。

后来，医院查出蒋晨是患上了抑郁症，这让爸爸不再让她一个人在家，同时与她坦诚地沟通和交流，解释蒋晨妈妈的去世和蒋晨的受伤，都让他很心痛，总想代替女儿来痛。渐渐地，蒋晨开始理解爸爸的苦楚，虽然爸爸平时不善表达内心的情感，但她知道爸爸是爱自己的。于是，她也开始将自己内心的想法讲给爸爸听。另外，爸爸还定时带蒋晨去看心理医生，以让她尽快从抑郁中走出来。

一段时间过后，蒋晨渐渐变得开朗起来，虽然不能再拉小提琴，但爸爸发现她喜欢画画，就特意给她买了画板，并给她报了一个美术班，以便让她认识更多的人。每当蒋晨有进步时，爸爸就会不断地给予鼓励。

在这段时间，蒋晨虽然感到抑郁情绪有时候会悄悄地“找”上她，开始新一轮的折磨，但她并没有屈服，而是及时地向心理医生讲述自己的情况，并向爸爸诉说自己的内心情感。在心理医生和爸爸的帮助下，蒋晨知道自己躲避不了抑郁，只能坦然地接受它，并将其当成“朋友”。也知道它并不是那么可怕，只要自己有信心、有动力，就会幸福地生活下去。

经历抑郁是一段相当艰难的心路旅程，不管是对抑郁症患者来说，还是对其身边的亲朋好友来说，都是相当痛苦的。可是，抑郁症并不是不能治愈的，著名的节目主持人崔永元、歌手杨坤等人都曾患有抑郁症，但最终经过与病魔的艰苦斗争，从抑郁症中走了出来。他们不仅靠药物治疗，还有很多亲朋好友的关心和帮助。

抑郁情绪会时不时地伴随我们左右，它就像一个不速之客突然到访，往往会让人措手不及，我们的生活也会被它搅乱和破坏，让我们感到非常沮丧、痛苦，难以正常思考和行动，甚至会丧失学习和工作的能力，变得郁郁寡欢、经常一个人独处，甚至会有轻生的念头和行为。

而对于大多数抑郁症患者来说，当他们经过一番药物、心理治疗战胜抑郁后，还会面对“不速之客”的再次到访，这往往比初次到访更加让人痛苦、沮丧，如同刚刚打赢一场仗，还没有来得及休养生息，就再次被推到战场上。无奈之下，他们又要与抑郁情绪展开新一轮的战争，治疗的方式也会有所改变和升级。

那么，我们该如何与它相处呢？对此，有心理学家建议，当抑郁情绪前来“拜访”时，我们不妨试着与其做“朋友”。

首先，学会坦然地接受，并像对待朋友那样招待它。有些抑郁症患者往往会担心他人的评价或是担心自己会给身边的人带来不好的影响，从而故意隐瞒自己真实的状态，这样做不仅不能缓解痛苦，也不会有任何实质性的帮助。所以，专家建议，不妨学会坦然地接受，并像招待“朋友”那样对待抑郁症。

比如，当它“到访”时好生“招待”对方，及时地找到可靠的渠道，了解哪种治疗方式能够缓解自己的病情，向专业的精神科医生和心理学家寻求帮助，进行正规治疗，比如，药物、心理治疗等或是其他的自我调节方法。

如果这位“朋友”久久不愿离去，我们则要提高自己的“服务水准”，即找出在治疗上有哪些欠缺或是哪些地方需要改进，及时与专业人士沟通。

其次，培养自己的兴趣，多与他人交流、沟通。待病情得到控制，即我们将这位“朋友”安抚好之后，不妨试着做自己喜欢的事情，并主动与其他人沟通、交流，从而舒缓自己的压力和情绪。比如，上文的蒋晨对画画感兴趣，爸爸就给她买了画板，并给她报美术班，以让她接触更多的人。

再次，当抑郁情绪再次到来时做好准备。将这位“朋友”送走之后，我们可能会对抑郁症有了更深的认识，如果它再次“到访”，我们就会有准备地迎接它，做法就是汲取我们治愈的经验。比如，多参加一些有意义的活动，注意自己的作息时间、饮食、情绪等状况。当发现抑郁症的迹象再次出现时，不妨做出相应的调整，比如，多休息、多放松，必要时及时与医生或是心理治疗师沟通等。

驱除抑郁阴霾的有效妙方

姚莉曾是一个轻度抑郁症患者，在长达一年的时间里，她一直处于空虚、无助、悲观的状态中，意志非常消沉，对任何事都提不起兴趣，每天都是无精打采的，无法集中注意力。幸运的是，姚莉是一位心理学老师，当她发现自己这一状况后，感觉自己有可能患上了抑郁症。于是，她立刻去相关的医院就诊。

经过检查得知自己患有轻度抑郁症时，姚莉并没有因此感到恐慌和害怕，而是想着如何才能与抑郁症对抗，逐渐走出抑郁的阴霾。于是，她一方面积极地配合医生的治疗，另一方面进行自我调节。

首先，她开始坦然地接受生活和工作中遇到的不良刺激。比如，当遇到一些不顺心或是麻烦的事情时，她都会对自己说“这并不是什么大不了的事情”“一切都会过去的”之类的话。渐渐地，她再遇到同样的事情时，情绪就不会那么糟糕了。

另外，她开始每天早晨都坚持跑步、做运动等。为了防止自己犯懒，她还特意定了三个闹钟。不仅如此，她还让身边的人监督自己，以让自己坚持下来。除此之外，她还要求自己多与其他人接触、沟通，以打开自己的交际面，不让自己一个人待在家中胡思乱想。

每当发现自己进步一些，姚莉就会用日记将其记下来，并进行自我鼓励。

在医生的治疗和姚莉的自我调节下，她逐渐走出了抑郁的阴霾，重新变得乐观、开朗起来。

医学专家表示，人们往往是因为抑郁等不良情绪长期得不到有效的释放和缓解，从而很容易使自身患上轻度抑郁症。想要缓解这种症状，就需要正确认识自己所处的环境，将一些不顺心的事情当成正常的现象，并努力地适应它，才能渐渐走出这种阴霾。

那么，如何才能驱除抑郁的阴霾呢？除了上文姚莉所使用的方法，还有哪些应对抑郁症的方法呢？对此，有专家提出以下几种建议：

一是试着整理自己的想法和感受。对于抑郁症患者来说，他们往往会沉浸在自己的消极感受中，虽然有时候他们也知道自己的想法或情绪是不合理的，但却无法将其摆脱掉。

对此，心理学家建议，想要真正转变这种局面，不妨试着将自己的想法和感受整理在纸上或是专门的笔记本中，不管它们是如何荒唐或是可笑的，我们也要将其完整地描绘出来，别让它们占据我们的大脑。整理出来后，不要急于分析和认识它们，而是等我们的情绪有所缓解之后再去看它们，感受往往是不同的。

二是练习冥想。对于抑郁症患者来说，冥想是一种身心调整的好方法，现如今已经被广泛地应用于心理治疗和心灵成长活动中。

通过冥想能够减少人们的焦虑、紧张、抑郁等不良情绪。有专家表示，有规律地练习冥想能够帮助抑郁症患者获得启迪。

具体的做法是：在内心确定一个愿景图，任何主题都可以，关键是让自己处于放松、平静、愉悦的状态下。然后，进行想象来实现。越是集中投入到自己的愿景中，取得的效果就越好。不过，这种冥想练习要长期坚持且重复去做，才能取得更好的效果。

三是多读一些有益于身心的书籍。心理学家表示，多阅读一些有益于身心的书籍，不仅能够增加我们的智慧，还能让我们对生命有更深的认识。所以，不妨试着多阅读一些心理学、哲学等方面的书籍。

四是音乐疗法。心理学家表示，音乐疗法是很多心理医生治疗抑郁症时考虑的首选方式之一。因为生活和工作的压力比较大，很多人就像陀螺一样不停地转着。对此，专家建议，在忙碌完之后，不妨好好利用休息的时间来听一听自己喜欢的音乐或是一些轻缓、优美的乐曲，这不仅能够缓解疲劳，让心情变得平和起来，而且还能够让人的精神得到有效的放松。

五是养成有规律的生活习惯。专家建议，即使我们处于抑郁的状态中，也不要放弃自己的学习和工作，而是试着放慢生活的节奏，安排好工作和休息的时间，经常与朋友出去散散心，让自己的心情处于放松的状态，从而领略到生活中的美好。同时，也可以尝试将美好的事情记录下来。

另外，保持个人清洁卫生，不要穿邋里邋遢的衣服，更不要将自己的住处弄得一团糟，而是要将房间整理干净。

六是饮食疗法。有专家表示，饮食疗法对治疗轻度抑郁症有很好的辅助作用，因为合理的饮食不仅能够增强患者的身体机能，还能缓解抑郁症的一些症状，从而让轻度抑郁症患者更有治疗的信心。

比如，多吃一些橙色的食物，如橘子、胡萝卜、南瓜等，不仅可以为人体提供丰富的胡萝卜素等，还能减少忧郁的情绪，让人变得心情愉悦起来；多吃海鲜，因为海鲜中含有的 Ω－3 脂肪酸能够产生抗抑郁药的功效，从而不仅能够改善精神状况，还能缓解心理焦虑；多吃含有硒、锌等元素的食品，如牡蛎、虾、鸡肉、谷类等，对缓解抑郁都有不错的效果。

如何将朋友从抑郁症的泥潭中救出

一年多前，岳姗被确诊为抑郁症。当她得知自己患有抑郁症后，简直像变了一个人：对什么事情都提不起兴趣，也无心工作。最终，她辞去了工作，每天一个人待在家中，也不与任何朋友来往，更不会主动走出家门。

与岳姗关系比较好的闺密小凌得知这件事后非常担心，她先去专业人士那里详细了解如何帮助身边患有抑郁症的人。在听取相关专家的建议后，小凌决定与几个关系比较好的朋友一同将岳姗从抑郁症的泥潭中解救出来。

于是，她们几个人每天轮番去岳姗的家中陪伴她。因为小凌得知，患有抑郁症的人往往不愿去打扰其他人，所以他们感到很孤独。除了陪伴，她们还会尝试着带岳姗参加一些有益身心的活动，以让她渐渐融入交际的圈子中。如果岳姗表现出不情愿，她们几个就会默默地在一旁陪伴。

当岳姗想要讲出自己正经受的痛苦时，小凌就安静地倾听，并尝试问一些开放性的问题，比如“你现在能讲讲你所说的那种感觉是怎样的吗？听你这样说来，我似乎感受到你正承受着巨大的痛苦和悲伤”等。一段时间下来，岳姗渐渐愿意向小凌她们几个讲出自己的真实感受了。

当小凌发现岳姗开始主动地诉说她的个人感受后，便准备带岳姗去医院诊治，因为她知道仅靠倾诉是远远不够的，还需要药物治疗。于是，她们几个开始轮流陪着岳姗去专业的医院进行诊治。经过小凌与几个好友的努力，岳姗的抑郁症渐渐有所缓解，即使没有她们几个相陪，她也会主动去找心理医生，并积极地参加一些活动，以让自己接触更多的人。

现如今，抑郁的情绪严重伤害了人们的心灵，被称为“心灵的隐形杀手”。如果我们的亲朋好友深受抑郁症的折磨，我们可能会感到担心，害怕对方出现什么问题；或是感到茫然、惊慌失措，不知该如何帮助对方；抑或是感到如履薄冰，担心自己的言行会触动对方。除了上文中提到的陪伴、及时带对方去专业的机构诊治，还有哪些方法能帮助患有抑郁症的亲朋好友呢？如何才能将对方从抑郁症的泥潭中救出来呢？对此，有心理学家提出以下几点建议：

一是试着鼓励对方，并记下他们的小进步。患有抑郁症的人往往会很在意一些小问题。比如“我这么做有必要吗”“为什么我一定要出门呢”等，从而出现逃避、消极的情绪。当我们发现这一情况后，不妨尝试着用鼓励、表扬等方法来帮助他们改善。比如，记下他们取得的每一个小进步、小成就，哪怕只是走出家门到楼下的超市买东西等。

二是让对方感受到爱和支持。如果我们不习惯用言语来表达，不妨用行动来支持和帮助身边患有抑郁症的人。比如，给对方发一条暖心的短信，在其书桌上留一张支持的卡片，为对方做几道他/她爱吃的菜等，以让他们感到被爱，从而让其有勇气战胜抑郁症，更积极地生活。

三是不要随意地指导或是批评对方。心理学家表示，对于患抑郁症的人来说，虽然他们需要他人的指导，但并不是所有的指导都适合他们，如果指导不当，只会让其感到被羞辱或是感到无所适从，从而加重抑郁的症状。所以，如果我们想要帮助对方，不妨试着问："我如何做会让你感觉好一些呢？"这样的提问会让对方有向我们寻求帮助的意愿。

另外，不要随意批评患有抑郁症的人。他们的内心都是比较敏感的，所以尽量不要说"你应该看到好的一面，而不要只看到坏的一面"之类的话，这样会让对方误以为我们在批评他们"放任自己的情绪，选择绝望"。如果我们这样做，只会将他们推向深渊。

四是多了解抑郁相关方面的知识。如果我们想要真正地帮助身边患有抑郁症的人，就需要多了解抑郁相关方面的知识，如抑郁的症状、周期、结果等，才能让我们给予对方更有效的关心和支持。

比如，有些人会认为抑郁症患者在某天表现得很开心，就代表他们已经痊愈。其实不然，有专家表示，抑郁症的症状就像是涨潮退潮那样不稳定，很多人由于不了解这方面的知识，从而陷入误区中。所以，有些时候即使是患有抑郁症的人，仍然可能会跟他人开玩笑。

另外，抑郁症的症状有时候不能一眼看出来，它有可能会在其他地方表现出来，所以如果想要将身边患有抑郁症的人从抑郁症的泥潭中解救出来，就需要清楚地认识抑郁症病状的复杂性和不可预测性。

五是要有足够的耐心。有心理学家表示，耐心是对我们关心的人最有力的支持。当我们耐心地对待身边患有抑郁症的人时，会释放出这样一种信号：不管他们需要接受什么样的治疗，不管他们要经历何种困难，我们都会陪在他们的身边。这会让被关心的人深刻地感受到来自我们的支持，特别是对于抑郁症患者而言，这种耐心往往是他们最需要的。

Part8

矫正孤独：敞开心灵，不做“独行侠”

想要摆脱孤独，不妨从两个方面做起：一是学会积极主动地接近他人；二是通过改变自我来让其他人接近自己。这样做不仅能够让我们变得更热心、更主动，继而摆脱孤独，还有可能令我们获得更多的朋友。

为何我们会如此孤独

杨帆是一家500强公司的员工，由于公司内部竞争比较激烈，这让杨帆感到如果想要在这家公司长久地做下去，就要不断地给自己“充电”。所以在工作之余，他常常一个人去图书馆或是其他地方学习。不仅如此，他还报了相关的辅导班，以让自己学得更精一些。

所以，他平日里总是一个人独来独往。每天下班，当其他同事都三五成群地结伴回去时，他却形单影只地坐公交或地铁去学习或是回家。就连周末，他也是如此。其实，杨帆内心并不想让自己这样，他也想与其他人打成一片，结果却事与愿违。

当公司举办年会等集体活动时，很多同事都会积极踊跃地参加各种游戏，而杨帆却独自坐在位子上默默地看着。当有同事邀请他唱歌或是跳舞时，他却冲对方摆摆手。他总感到自己与喧闹的人群是毫无关系的，他们的那份欢乐是不属于自己的，而自己孤独的痛苦也不属于任何人。所以，他总是觉得自己与其他人格格不入。每当深夜到来时，他都感到相当孤独，那份孤独让他有窒息的感觉。

其实有时候，杨帆也想要挣脱这份孤独，所以，在闲暇时他便会与几个朋友相约到一些娱乐场所或是酒吧喝酒、聊天。本以为这样的生活会把孤独挡在门外，可是，当他晚上回到家将门关上的一刹那才发现，孤独依然如影随形。所以，不管他白天如何与他人嬉笑打闹，当自己一个人独处时，孤独就立刻袭来，似乎已经深入骨髓。

在日常生活中，很多人都有像上文中杨帆那样的感受：害怕孤独，但又总是被其缠上，想尽各种方法也无法将其驱走。现如今，孤独已经成为一种城市病，让越来越多的人备受煎熬。

什么是孤独呢？在文字的解释中，“孤”有王者之意，而“独”则表明独一无二，所以它的字面意思是独一无二的王者，总是以孤独的形象而存在的，不需要他人的认同，也不需要任何人的怜悯和同情。孤独并不是心情压抑才出现的空虚、寂寞。孤独是一种状态、一种感受。

从心理学角度来看，人类属于群居的动物，当对某个群体产生很强烈的感情后，就会有非常强的依赖性。当个人被其他人排除在外时，他就会因为心理上的依赖感得不到满足，继而表现出孤独。其实，当一个人独处时就会表现出孤单的状态，这是人内心深处的真实感受。

那么，为何我们会感到孤独呢？产生孤独的原因有哪些呢？对此，有心理学家总结出以下几点：

一是都市化的生活。在远古时代，人类都是群居在洞穴中一起生活的，一起外出狩猎、合作耕种。可是，随着社会的发展和进步，人类渐渐从洞穴搬到了乡村中，而后又从乡村中进入城市。这本来是社会进步的象征，但一座座混凝土大厦的建立，却构成了人们互相交往的屏障，从而让人们变得多疑、孤僻，不知该如何与其他人相处，担心陌生人会伤害自己，戒备心也逐渐增强。于是，有些人开始有意识地躲避群体或是其他人，独自生活在属于自己的小世界中。

二是快节奏的生活和工作。现如今，社会竞争越来越激烈，为了能让自己变得强大，人们对自己的要求也愈来愈高，为了能够在工作上做出一番成绩，获得领导的认可，会不断地通过学习来充实自己。由于忙碌的生活和工作，导致人们越来越没有时间与其他人沟通、交流，人际关系也变得相对贫乏。比如上文中的杨帆。

三是个人的心理原因。由于有些人比较自卑，总认为自己事事不如意，所以不愿与其他人交往。不过，也有人比较自大，总认为自己比他人强，看不起其他人，认为与他人交往是降低自己的身份。

四是个人所处的地位。当我们处于某种特殊的地位时，围在身边的人就会因为某些原因而远离我们或是不对我们说真话。比如，如果我们是某公司的高层，下属往往会因为我们的权威而与我们保持一定的距离，从而不敢说出内心的真心想法；有的下属则是为了故意讨好、巴结我们，说一些言不由衷的话，让我们感到高处不胜寒的孤独。

五是情感遭受挫折或是伤害。当我们的情感遭遇挫折或是受到伤害后，我们往往会产生“一朝被蛇咬，十年怕井绳”的心理，继而会像蜗牛一样躲在壳中，不敢伸出与他人交往的触角。所以，有些人会为了避免受到同样的痛苦或伤害，而不再与其他人建立友谊或感情。

这些原因都会导致孤独常常围绕在我们的身边，使得我们无法将其摆脱。其实，孤独并不是那么难以消除的，关键是看我们如何去做。有专家表示，想要摆脱孤独不妨从两个方面做起：一是学会积极主动地接近他人；二是通过改变自我来让其他人接近自己。这样做不仅能够让我们变得更热心、更主动，继而摆脱孤独，还有可能令我们获得更多的朋友。正如日本心理学家箱崎总一所说：“对别人亲切正是免除自己本身孤独的第一步。”因此，想要摆脱孤独，最为关键的是先从自己做起。

孤独≠孤僻

徐华是某学校的一名中学生，虽然他的性格比较内向、敏感，但平日里偶尔还是会与同学们聊聊天、说说话。由于他比较喜欢历史，自诩是个“历史通”，所以与几个同学建立了一个讨论历史的兴趣小组。可后来，徐华却变得越来越不合群，不喜欢主动与他人沟通，连自己最感兴趣的历史也不愿聊了。

原来，在建立历史兴趣小组时，为了增加小组的成员人数，几位同学与徐华一起主动地去外班寻找对历史感兴趣的同学。渐渐地，他们的小组成员越来越多。在一次讨论中，当徐华说起某个历史知识时，有同学反驳他说的不对，并找到了相关出处，证明他所说的是错误的。这让徐华感到窘迫，不知该如何是好。此时，很多同学都发出一阵阵“嘘”声，并对徐华伸出倒着的大拇指，这让徐华更加不知所措。

几个与徐华关系不错的同学见此状，急忙出来打圆场道：“人非圣贤，孰能无过。徐华对历史再感兴趣，也有不足的地方，大家不要过于指责他嘛。”其他同学听了，也不再说什么，继续刚才的讨论。可徐华的内心却感到很受挫，认为同学们是在耻笑自己，看不起自己，所以，他参加兴趣小组的次数越来越少。后来，他完全不参加了。

不仅如此，徐华还变得越来越沉默寡言，不愿再与其他同学交流、沟通，即使有同学主动找他聊聊历史方面的话题，他也三缄其口。慢慢地，徐华似乎将自己完全封闭起来。因此，很多同学都对徐华议论纷纷：有的人认为他是不是因为不与其他同学接触而太过孤独了，但也有人认为是他过于孤僻了。

其实，孤独不等于孤僻，徐华的种种表现是由于交往中受挫而导致他变得异常孤僻。孤独与孤僻是两码事。孤独是一种状态，当事人往往希望与他人交往，也不会对他人存戒备之心，与人交往时也不会太做作；而孤僻的人则总是表现出一副瞧不起他人的样子，虽然自恃清高，但内心却很虚弱、敏感，害怕被人伤害，所以不愿与他人交往，当不得不与人交往时就会有些做作。

所谓的孤僻是指人的性情比较古怪，不合群，不能与其他人保持正常的关系，经常处于一种离群索居的状态。它属于一种性格特征，但性格孤僻的人并不一定患有自闭症。据一项调查显示，在中学生群体中，孤僻的人群占 5% ~ 8%。

一般来说，孤僻的表现有以下几种情况：与人交往，受到他人的嘲笑、指责时，会认为他人瞧不起自己，从而变得郁郁寡欢或是异常恼怒；当自己不被他人理睬而不得不独处时，常常会产生自尊心受挫和失落感，从而更加孤僻，不愿与人交往；遇到各种困难和挫折时，会因为内心的自卑和虚弱而心灰意冷，从而将自己封闭起来，拒人于千里之外。

那么，孤僻是如何产生的呢？有专家总结出两个原因：

一是童年创伤引起的。有心理学家通过研究发现，父母离婚是导致孩子精神健康出问题的因素之一；同龄人的欺负、嘲讽等刺激会让孩子产生烦恼、焦虑等不良体验，从而诱发心理疾病；父母的教育方式过于粗暴、严厉，会让孩子变得自卑、冷漠、敏感，不愿相信任何人，从而性格变得异常孤僻。

二是人际交往受挫。由于缺乏一定的社交技能和方法，有些人会在人际交往中遭受打击，比如嘲笑、奚落、训斥等，就会导致他们的自主性受到伤害，从而将自己与人群隔离开来。可是，越是不与其他人接触，社交能力就越得不到锻炼，因而变得越来越孤僻。比如上文中的徐华。

如果长期受到孤僻这种性格特征的影响，会对人的身心健康造成很大的损害，不仅容易变得消沉、颓废，还会导致身体出状况。那么，如何改变自己孤僻的性格呢？对此，有专家提出以下几点建议：

一是培养自信。心理学家表示，只有自信才能让人更准确地认识和把握自己。如何培养自信呢？学会肯定自己：每天找出自己做成功的三件事，比如，将领导交给我们的事情做好、将老师布置的作业认真地完成、为家人做几道好吃的菜等。只要把身边的事情做好，就是对自己能力的肯定，从而可以提高自信；列出自己的优点和长处：拿出一张纸，左边列出自己的优点和长处，右边写出自己的缺点和不足，尽情地去罗列，写完之后我们会发现原来自己的长处竟然这么多，而且比缺点的数量要多很多。

二是学习和锻炼自己的人际交往技能。心理学家建议，平日里可以多看一些培养人际交往能力的书籍，以此学习更多的技巧。同时，多参加一些有益身心的活动，培养自己的开朗性格。另外，勇敢地与他人交往，并虚心听取别人的意见，才能收获更多的知识、经验。

三是学会表达自己的想法和理解他人。沟通交流在人际交往中是非常重要的。通过表达才能让大家更了解自己，通过沟通才能让我们更好地理解他人。

走出囚禁自我的“孤岛”

邹亮是一所名牌大学的学生，毕业后他进入一家中小型的公司，公司待遇不错。可是，进入这家公司后，邹亮总感觉自己的才能无法施展。因为他在大学学的是日语，日语说得相当流利，与人交流更是没问题，可工作的公司根本不需要使用日语。久而久之，邹亮感到沮丧，工作也提不起兴致。

有一次，当同事们谈论日本的发展时，邹亮不时秀几句日语。有同事打趣道：“哎哟喂，高才生就是不一样啊，你瞧瞧，这日语说得真是溜啊！”也有同事不满道：“咱们都是中国人，说什么日语啊，我们又听不懂。不要那么凸显你自己了，我们都知道你很有才，而且是名牌大学毕业的。”

这让邹亮觉得自己好像与这个环境格格不入，无法与其他同事沟通，也觉得别人都不理解自己，因此，他感到非常孤独。后来，由于工作做得不顺心，更让邹亮感到自己的人生似乎失去了方向，不知道该何去何从。他感到相当沮丧、失落，认为自己大学四年学的知识都白费了，在工作中也发挥不了任何作用。

当他将自己的境况说给好友听时，好友开解道：“因为你没有正确地认识自己，而是将自己囚禁在自我的‘孤岛’中，所以才会觉得很孤独。其实，你应该认真地审视自己，看看自己的定位是否准确、看清自己的优点和缺点、所从事的工作是否适合你自己，这样你就不会感到如此孤独。”

听了好友的建议后，邹亮开始进行自我剖析，他发现自己的长处有很多，比如比较精通日语、有耐心等。同时，他也发现目前这份工作确实不适合自己，于是，他毅然决然地辞了职，与几个日语不错的同学开了日语辅导班。一段时间后，他们所创办的辅导班越做越好，邹亮也变得越来越自信。

有心理学家表示，当我们感到自己与其他人完全隔离开，并且不被他人理解，无法发挥自己的作用时，往往是因为我们没有正确地认识自己的价值，所以才会感到自己与周围的环境、人群格格不入。上文的邹亮毕业于名牌大学，对日语很精通，但因为看不到自己的优点和长处而倍感沮丧、孤独。在对自己认真分析后，他发现自己身上有很多优点，继而重新定位自己，最终取得了不错的成就，也摆脱了孤独。

有这样一则寓言故事：有一只小老鼠感到相当孤独，因为它总是觉得自己很没用，而且也不讨其他老鼠的喜欢，自己又什么都不会做，好像没有任何优点。所以它每天都是浑浑噩噩地待在老鼠洞中。

有一天，当这只小老鼠百无聊赖地从洞中探出脑袋时，看到太阳发出耀眼的光芒，它心生羡慕地对太阳说：“你真是太厉害了，发出的光芒竟然将大地照得那么明亮。”太阳回答道：“其实我并没有你想象中的那么厉害，一会儿乌云飘过来时就会把我遮住了，你就看不到我了。”

果然，当乌云飘过来时，太阳的光芒立刻被全部遮挡住了。此时，小老鼠不禁感慨道：“乌云，你真是太厉害了，连耀眼的太阳都被你遮住了。”乌云微笑着回答道：“我哪有什么本事啊？一会儿大风来了，就会将我吹散的。”还没等乌云说完，一阵大风吹了过来，一下子就将乌云吹散了。

此时，小老鼠又羡慕不已道：“大风，你真的很厉害，只要轻轻一吹，就能将乌云全都吹散开。”大风回答道：“我哪有这么厉害啊，只要遇到墙我就会被挡住的。”

于是，小老鼠又对墙说：“还是你的本事大，竟然能够阻挡风的去路。”但墙却回答说：“我哪有什么本事啊？还是你们老鼠厉害，即使我的身体再厚重，你们仅仅用几分钟就能将我的身体打出一个洞。”墙还没有说完，一只老鼠就从墙角处钻了出来。见此状，小老鼠猛然一震：原来自己并不是一无是处，自己还是有长处的。

的确如此，很多人都会像这只小老鼠那样感到很孤独、无助，总是感觉自己被隔离、不被他人理解。其实，这是因为我们没有正确地认识自己，没有发现自己的价值。那么，如何才能正确地认识自己呢？怎样才能走出自我囚禁的“孤岛”呢？对此，有心理学家给我们提出以下几点建议：

一是学会正确而客观地评价自己。心理学家建议，想要对自己有客观的评价，不妨试着从个人的性格、兴趣爱好、优劣势等多方面进行客观总结。当自己进行客观的分析和定位后，不管在什么情况下我们都能把握好自己的优缺点，就不会高估或是低估自己。同时，在客观认识自己之后，可以试着培养自己各方面的能力，好的方面继续发扬下去，不好的方面则及时改正。另外，还可以通过他人对自己的评价和态度来认识自己。苏轼曾说：“不识庐山真面目，只缘身在此山中。”有时候我们全面认识自己往往比较难，即当局者迷，旁观者清，所以，不妨通过周围的人对我们的态度和评价来帮助我们认识自己。我们既要学会尊重他人对我们的态度和评价，进行冷静的分析，也要知道不盲从他人的看法，才能更全面地认识自己。

二是识别自己的真实想法。有时候我们往往会有一些突如其来的想法，总是想要做这个或是想要做那个，这往往并不是我们真实的愿望，只是一时心血来潮。如果我们不能分清这些想法，很容易做出与自己意愿相反的事情。每当自己的大脑中突然冒出一个念头时要格外注意，千万不要让一时的兴致所至蒙蔽了我们的真实想法。

三是懂得善待自己，不要与自己过不去。所谓的善待自己就是客观分析自己的优缺点，不拿自己的缺点与他人的长处比，做到扬长避短，从而调节好自己的心境，愉快地生活和工作，乐观地面对我们所遇到的一切困难和挫折。

学会坦然接受孤独

林静是一个喜欢热闹的女孩子，有热闹的地方总少不了她。可大学毕业后没两年，由于男友选择了回老家发展，而林静却不愿跟随对方回老家，最终以分手结束了这段恋情。虽然分手是林静提出来的，但她内心却相当难受，在男友离开后，她感觉天似乎要塌下来了，整个人也变得异常孤独、无助。

因为在大学毕业后没多久，林静就与男朋友住在了一起，现如今，她回到家后就要独自一人面对清冷的房间，这让她感到难以承受的孤独。所以在下班后，她总是找各种理由晚回家，时常组织朋友、同事聚会喝酒，喝得酩酊大醉后回家倒头就睡。可越是这样，她的寂寞和孤独感越强。每当聚会结束回到家后，她就感到被孤独吞噬了内心。

而由于经常买醉，林静常常到凌晨一两点都难以入睡，所以她不是上班迟到就是工作上出问题。这让领导对她很不满，曾多次警告她，如果再影响工作只能走人。

此时，林静才意识到自己不能再这样下去了。既然分手是自己提出的，自己就要接受这个事实，而且要想办法解决这个问题，而不是一味地沉浸在孤独的痛苦中难以自拔。那天，她反思了很久，决定要学会坦然地接受孤独，而不是被孤独侵蚀内心。所以，她决定做出改变，来重建自己的生活方式。

于是，她给自己制订了详细的改造计划。首先，通过学习来充实自己。她在工作之余报了一个韩语学习班，只要有空闲时间，她就会认真地学。一段时间过后，她发现自己不再害怕一个人窝在家中，而是感到一个人在家学习时无人打扰，是一件很惬意的事情。其次，她开始学做饭、煲汤，以对得起自己的胃，让自己吃得更健康。不仅如此，她还在家中增添了一些绿植，当学习累的时候，就修剪一下绿植或是为其浇水、施肥。

渐渐地，林静发现自己的生活越来越充实，当孤独袭来时，她不再感到惧怕，而是坦然地接受，并享受这份孤独，从而发现了以往不曾发现的生活的美好。

法国哲学家布莱士·帕斯卡曾说：“人类的苦难源自无法在一个安静的屋子里独处。”的确，在现实生活中，很多人都相当害怕孤独，害怕没有朋友相陪，害怕独自一人生活，担心自己迷失时无人相助。所以，为了避免单独一人，很多人就会通过各种方法来填补孤独的空间，比如，与一群不喜欢的人聚在一起、通过疯狂购物来安慰自己。但越是这样越感到空虚、孤独。

对此，有心理学家表示，虽然一个人的生活往往是孤独、乏味的，会让我们感到无聊、痛苦，但是我们只要学会坦然接受孤独，享受独处的宁静，并试着改变一下自己的心态，就会发现世界并不需要那么喧嚣和嘈杂，从而发现生活美好的一面。上文的林静正是调整自己的心态后坦然地面对孤独，并积极地行动起来，才让自己的生活过得异常充实。在此过程中，她的抗挫力也得以增强，从而开启了崭新的生活。

那么，如何才能坦然地接受孤独呢？怎样才能走出“画地为牢”的孤独之圈呢？对此，有心理学家提出以下几点建议：

一是为自己确立目标。在现如今社会，由于竞争日益激烈，很多人承受的压力越来越大，内心中会产生一种恐惧和孤独感。孤独让人丧失了进取的锐气，少了很多生活乐趣，而这些后果又再次强化了孤独感，导致一种恶性循环。对此，心理学家建议，不妨为自己确立一个目标，有了明确的目标，我们就会为之努力、奋斗，就不再会被孤独侵扰。

二是学会敞开心扉与人交谈。在日常生活中，我们常常会有这样的经历：当一群人聚在一起说说笑笑时，身处其中却会感到莫名的孤独，总感觉自己与周围的环境格格不入，如同自己身处于一个语言不通的国家，无法与身边的人进行沟通、倍感焦虑，更无法融入那种热闹的气氛中。此时，我们会感觉即使自己身边热闹异常，但我们的内心也会感到孤独、空虚。对此，心理学家建议，不妨尝试敞开心扉与他人沟通，当我们向他人开放自己的内心时，其他人也会如此，让彼此进入对方的内心世界，我们就会发现自己并不是那么孤独，也会认识更多交心的朋友。

三是找到属于自己的生活方式。心理学家认为，孤独本身并不是一件坏事，我们之所以会觉得孤独比较难以承受，是因为我们没有找到属于自己的生活方式。当我们身处孤独之中时，不要为此感到害怕，而是尝试着找一些能让自己全身心投入的事情或是试着调整自己的生活方式，以让自己的生活过得更充实。比如，上文的林静在孤独中开始思考并做出改变，最终找到了自己的生活方式——用学习小语种、做烹饪等方法来充实自己的生活。

孤独是一种境界

在法国，有这样一个青年，在他很小的时候，就缺少家庭温暖，所以他只好将所有的感情寄托于书籍、文字上，他唯一的朋友就是书。在大学毕业后，他听从父亲的安排在一家律师事务所上班。这本来是一份非常有前途的工作，可在当时的社会环境下，法律却无法发挥出应有的作用。在工作中，他目睹了很多黑暗、虚伪的事情，所以他毅然决然地辞去工作，重新找回他失去的朋友——“文字”，找到属于自己的生活。

可是，这条路并非他想象中那么顺畅。刚开始，他所写的文稿被不断地退回来，这让他内心很受挫。而在此时，父亲也拒绝为他提供生活费，所以导致他负债累累，经常三餐都难以为继，有时候只能用一点干面包来充饥。

即使过得如此清贫、孤苦无依，但他依然很乐观，享受这份孤独。当他没有什么东西可吃时，便在桌子上画出很多盘子，并在上面标着“乳酪”“香肠”“鹅肝酱”等，然后想象自己正在品尝着丰富而美味的“饕餮盛宴”。在这种艰苦的条件下，他却花几百法郎买了一支精致的手杖，并在上面刻了一行字激励自己：“我将粉碎一切障碍！”

正是这句话一直激励着他克服重重困难，他不断地学习各种知识，比如历史、哲学等，来为自己的写作提供丰富的知识底蕴。后来，他的长篇小说《朱安党人》出版后，一下子引起了轰动，很多人都争相购买这本书。接着，他陆续出了很多名作，比如《欧也妮·葛朗台》《高老头》等小说，每一部都给大家带来惊喜和震撼。

看到这里，大家应该能猜出他是谁，是的，他就是巴尔扎克，法国著名的文学家。文学大师雨果曾评价巴尔扎克：“在最伟大的人物中间，巴尔扎克是名列前茅者；在最优秀的人物中间，巴尔扎克是佼佼者！”而他的事例告诉我们：每个人都会面对孤独，当我们独自前行时，所有的苦难都要自己承受和体会。

此时的孤独犹如上下开口的玻璃瓶，一头通向天堂，一头朝着地狱。当我们身处这个孤独的玻璃瓶中时，如果忍受不了孤独，经受不住考验，就会坠入通往地狱的瓶口中，从而让自己陷入无休止的痛苦；如果我们战胜了孤独，冷静地分析自己和周围的环境，就能克服重重障碍，找到通向天堂的道路，从而达到更高的境界。

孤独是一种境界，它主要分为四种形式：第一种境界是独而孤之。由于独自一个人待在某个地方而感到很孤独、无聊。这种境界是很容易消除的，比如，找个玩伴一起聊天、逛街，就会消除这种孤独。

第二种境界是独而不孤。虽然独自一个人看起来很孤单，但其内心却不感到孤独。这类人往往比较乐观，即使有时候会感到有些孤单，但往往非常短暂，在大多数时间里，他们都感到生活很有意义、很有趣。比如，上文中的巴尔扎克，即使在写作的过程中很孤独，但内心却很充实，为了自己的目标而不断奋斗、努力，每天都过得很有意义。

第三种境界是孤而不独。这往往是指内心比较孤独，即使被一群人簇拥着，这类人仍然感到很孤单。比如，在一个聚会中，一群人在热闹地聊着，但有一个人却低着头不说话，喝着闷酒。在这类人眼中，他人的快乐与自己无关，总认为自己与周围的环境无法融合在一起。

第四种境界是既孤又独。这种境界是指不仅独自一人、无人陪伴，而且内心感到很孤单，犹如青灯下的苦行僧或是隐居山林的隐士。在这种境界中，他们往往需要一种意念支撑才可以度过。

雕塑家罗丹曾说："艺术是孤独的产物，因为孤独比快乐更丰富人的情感。"的确，中外成功的名人总是会孤独地经历人生的曲折，从而创造出丰硕的成果：屈原在孤独中写出了一首首绚烂的诗作；曹雪芹过着"举家食粥"的孤独、贫苦生活，却抱着书稿几番增删而创作出《红楼梦》；梵·高在贫困和孤独中画出了不朽的名作《向日葵》和《星夜》；贝多芬在孤独中吞咽着不幸，谱写出穿透人心的乐曲。

其实，当我们感到孤独时，其实是在为自己寻找一方净土，以让自己能够自由地呼吸，尽情地舒展。它可以让我们的内心趋于简单、纯粹，从而不断地完善自己，让自己逐渐走向成功。所以，不要想方设法去逃避孤独，而是要学会面对孤独，享受孤独。那么，我们该如何做呢？对此，有心理学家提出以下几点建议：

一是给自己一个孤独的空间和时间。在这种状态下，对自己的言行举止、学习和工作等情况进行自我反思，分析自己的优劣、自我控制等状况，改进不足的地方，让自己朝更好的方向努力、前进，并发挥优势来实现目标。

另外，要给自己留出一些空间和时间时，不妨试着看看自己喜欢的书或是爱听的音乐，抑或是什么都不做，静静地发呆，任凭思绪自由驰骋。

二是不要过分压抑自己的个性。心理学家表示，不过分压抑自己的个性，才能让自己在某个方面崭露头角，才能表现出自己的爆发力和冲击力。

三是学会与自己“对话”。这种对话往往是在内心深处的争斗，是正与邪的抗争，即自己独处时的思想斗争。我们通过“对话”才能分辨是非，才能更好地督促自己进步。

Part9

远离抱怨：走进不抱怨的智慧世界

《圣经》上有这样一句话："一生一世，都是恩惠。"所以我们应该感恩我们所拥有的一切，才不会对目前的生活和工作现状有所抱怨，才会发现自己的价值和优势，才会让我们周围充满温馨、快乐、动力，才会更积极、更乐观地面对各种困难和灾难。

抱怨如同一种传染病

最近，郭洁总感觉生活过得很无趣，除了工作就是工作，即使到了周末还要加班，这让她渐渐对工作心生厌烦之意，每天去上班都感到提不起精神。不仅如此，她感觉朋友似乎都在疏远她，不给她打电话，出去旅行也从来都不给她说一下。所以，她感觉自己的生活和工作一团糟，自己就是一个失败者。

于是，她在朋友圈中展示了自己的心情。关系不错的好友看到后打电话询问其情况，郭洁接起电话立刻向其抱怨："这份工作做得太辛苦了，不仅发展一般，而且薪酬也不高，到了周末还要加班，一点休息的时间也没有。"朋友听后，起初还是安慰，后来也向郭洁抱怨说："我的工作境况也是很糟糕，我们公司新来的领导就是个'周扒皮'，除了在工作时间内'压榨'我们，到了下班时间也是如此，而且还没有加班费，大家都非常讨厌他。"

最后，两个人在电话中互相抱怨，而且朋友表现得比郭洁更加悲观消极。郭洁本以为向朋友抱怨，心情会好一些，可挂了电话后，她的内心却比之前更加烦躁不安。于是，她又在网上寻找其他朋友大倒苦水。

后来，每个与郭洁聊过天的朋友都会表现得比她更加烦躁、消极，都在那里抱怨个不停。结果，郭洁发现与朋友交流后，自己心中的郁闷和不满并没有得到宣泄，而是愈来愈消极。

为何会出现这种情况呢？有心理学家表示，抱怨如同一种传染病。当我们遇到问题，心中感到不满或烦躁不安，想向身边的人倾诉，希望从他们那里得到一些安慰时，彼此的消极抱怨只会加重我们的悲观情绪，从而让我们在不知不觉中被这种负面、消极的情绪所笼罩。

所谓的抱怨，是指人的内心感到不满，继而指责他人。在很大程度上，抱怨是一种对现实的偏见，一种内心私欲驱动情绪的表现。有时候抱怨也表示妄自尊大，认为他人的行事风格和决断没有自己高明，因此，便会对别人“指点江山”“大放厥词”。在日常生活和工作中，抱怨是很容易产生的：当我们对某人感到不满时，就会对他人抱怨连连、说三道四；当我们对领导的决定心存不满时，就会在一定的场合下发泄出来。

抱怨的产生往往是不由自主的，它可能会因为某件事或是某个人而引爆，进而将内心积压已久的不满在特定的场合下讲给其他人听。其危害是具有传染性的，使原本和谐的环境和氛围受到“污染”，从而对其他人产生影响。

有研究发现，人们的情绪会很容易受到外在因素的影响。比如，我们往往容易受到外界信息的暗示，如果我们接收的信息是积极的，对我们而言固然是一件好事；如果我们接收的信息是消极的，则会让我们的情绪变得低落或是焦虑不安。如果我们一直沉溺于负面情绪的泥潭中，只会让我们变得越来越颓丧，最终一事无成。这种抱怨的情绪犹如患上重感冒，如果我们不想传染他人，就要懂得与他人保持距离，不与他人分享自己的焦躁不安与负面的想法。

有外国的科学家与心理学家对一些长时间处于抱怨中的人的大脑活动进行分析发现，大脑的工作方式如同肌肉，如果我们让其听到太多负面的信息，很可能会导致它们按照消极的方式来运作。更为严重的是，如果长时间处于抱怨的环境中，人会变得更加愚蠢和麻木。

之所以出现这样的现象，是因为情绪具有一定的感染性。当我们听到各种抱怨与牢骚后，大脑就很容易产生共鸣，从而产生一些不良的情绪，最终影响大脑的思维。因此，与人沟通、交流时，我们要看清自己，避免成为他人言论的牺牲品。

那么，如何才能让我们远离抱怨，免受“传染”之苦呢？对此，有心理学家为我们提出以下几点建议：

一是多与乐观、开朗的人交往。由于情绪是可以传染的，所以当我们与牢骚满腹的人在一起，我们就会变得更加消极、悲观；如果我们常与乐观、开朗的人相处时，就会变得更快乐。因此，如果我们想要远离抱怨，就试着多与乐观、快乐的人相处，从而避免我们的大脑受到抱怨的侵袭。

二是试着引导抱怨者。有时候一味地回避往往解决不了问题，比如，当关系比较近的人向我们抱怨时，我们选择回避，只会影响彼此的感情，从而伤害到对方。此时，我们不妨试着引导对方，启发他们自己来解决问题。比如，我们可以说“你认为怎么才能妥善地解决这个问题呢”之类的话，以让他们冷静下来，分析问题的所在，进而找到解决问题的方法。

三是给自己的心理筑起一道“防火墙”。虽然多与乐观的人交往、引导抱怨者这两种方法能够避免自己受到抱怨情绪的影响，但有时候会让我们比较被动。如果以上这些方法无法解决问题时，不妨试着给自己的心理筑起一道“防火墙”，运用一些心理技巧来阻断那些抱怨的言语进入大脑中，以避免自己的情绪受到污染。比如，运动员在客场打比赛时往往会遇到主场观众施压的情况，此时，他们就用在自己心理上筑起一道“防火墙”的办法避免受影响，对消极的信息视而不见、听而不闻。

抱怨只是逃避的一种借口

最近，张迪所在的公司因为投资失败而面临巨大的困境，所以，公司各种福利待遇也变得大不如从前，这让习惯享受丰厚待遇的员工不禁心生不满，工作也没有之前那么认真负责，同时也面临去与留的选择。

身处于主管位置的张迪也与很多员工一样，内心很彷徨，虽然他在这家公司已经工作三四年了，但现如今公司的福利待遇骤减，也让他难以接受，而在此时，有不少公司已经向他伸出了橄榄枝。所以，张迪的工作效率越来越低，他部门的业绩也越来越差。很多员工做事都是丢三落四、推三阻四，而且常常听到“工作的事情这么多，忘掉一点是正常的嘛”“公司这么多人，为何只把这项工作交给我呢，太不公平了”之类的抱怨。

没过多久，张迪部门的几个年轻人就辞职离开了公司，这让张迪也开始动摇。最近，由于张迪部门的工作效率和业绩比较差，领导在会议上对张迪做出了批评，这让他更加不满，心想公司都已经到这个地步了，还不体恤下属的辛苦，竟然还一味地指责和批评。

下班后，他向几个朋友抱怨了一番。朋友都劝他，现在公司面临困境，还是坚持与公司一起渡过难关，之后公司效益好了，自然会分一杯羹给你。可张迪却听不进去，认为再做下去已经没有意义，而且他看不到任何希望。所以在第二天，他向公司递交了辞职信。

可一年过后，张迪原来的公司竟然起死回生，而且变得越来越好。张迪听之前的同事说，现如今公司的待遇比以前更好了，而且还给那些与公司同甘共苦的员工分了股。听闻这些消息，张迪感到后悔不已。

居里夫人曾说："失败者总是找借口，成功者总是找方法。"这里所说的借口，无疑是抱怨的另一种表达方式。如果我们只是抱怨公司的待遇，尚且还能被体谅，只要自己工作脚踏实地、认真负责，待遇必然会有所提升。可是如果一味抱怨并逃避，则是一种背叛。如果像上文的张迪以及他所在公司那些纷纷离职的员工那样只能有福同享，而不能有难同当，再想获得他人的信任和机会的眷顾自然是一种奢望。

在日常生活和工作中，各种借口和抱怨总是充斥在我们周围——"今天的交通怎么这么堵，迟到就是因为这破交通""这个客户真是太难伺候，所以谈了这么久依然没有谈下来"……听起来似乎有些道理，但这些抱怨和借口的背后却隐藏着他们不从自己身上找原因和对现实的妥协。长此以往，只会对自己的身心和周围的人造成负面的影响。

正如比尔·盖茨所说，总是为失败找借口的人，不管如何掩饰，都是一个懦夫。的确如此，哪个成功者没有经历过失败呢？关键是在失败后找出原因，勇敢地面对，从头再来。如果在失败后只是一味地抱怨、逃避，那么，成功注定与我们无缘。因此，面对困境和失败，我们无须抱怨，而是要懂得必须经历寒冬的洗礼，才能迎来春暖花开。

在多年前，“英国香肠大王”霍布·戴尔曾在一所小学负责擦黑板、整理桌椅等工作，每周会有5英镑的薪水。虽然工作很平凡，霍布却感到很充实。但没过多久，由于新校长上任后，建立了新的考勤制度，要求学校的每个职工都要在考勤簿上签名，可霍布目不识丁，不会写自己的名字，于是他只好回家了。

失业后的霍布四处求职，但大字不识的他在求职过程中多次碰壁。对此，他并没有自怨自艾，而是想自己应该找一份不需要识字的工作。此时，住在他隔壁的一位卖香肠的老太太去世了，由于家人的工作比较忙，所以想要转让香肠店。

于是，霍布便用自己的积蓄盘下了这家店。由于他卖香肠比较热情、真诚，所以生意越来越好。此时，他开始做广告，准备开分店。不仅如此，他还请电影公司将自己的事拍成电影，在英国的各大影院不断放映。很快，霍布在英国变得无人不知无人不晓。

当有媒体采访他，问其如果会读书、会写字，将会做什么呢？霍布则笑着回答称，可能还在小学校那里做杂务工，每周收入5英镑。

霍布·戴尔的经历告诉我们：面对失败，如果是一味地抱怨，只会让人意志消沉，但如果我们勇于面对失败和困境，则会发现有更宽广的天地等着我们。那么，如何才能做到不抱怨呢？对此，有心理学家为我们提出以下几点建议：

一是要以乐观的心态来面对，并积极行动起来。心理学家表示，抱怨只是一种语言而不是行动，当我们被过多的消极语言困扰时，只会失去行动力。因此，在遇到困境时，要学会乐观地面对，并积极地采取行动，才能冷静而稳妥地处理好目前的危机。

二是学会接受。心理学家表示，学会接受是一种大智慧的表现，懂得接受的人往往会看到自己不可替代的优势。所以，与其在那里一味地抱怨，不如接受已经发生的事情。而所谓的接受并不是忍气吞声，而是在接受的前提下，找出解决问题的方法，从而努力改变当下的局面。

三是转移不良情绪。当我们在日常生活和工作中遇到烦心事时，不妨试着转移自己的注意力以及不良的情绪。比如，当我们与家人发生争吵时，不妨暂时离开这个环境，与他人聊一些有趣的话题或是做一些自己感兴趣的事情等。

抱怨无法解决任何问题

玛丽是某上市公司的CEO，她的公司名声非常大，她也总是被各大媒体争相报道。有一次，当媒体采访玛丽成功的秘诀时，她声称自己的成功来源于儿时奶奶对她的教导。奶奶曾经告诉她，不管遇到什么事情，一味地抱怨并不能解决问题。

原来，玛丽小时候与乡下的奶奶一起生活，奶奶开了一家杂货店。由于奶奶待人和蔼可亲，所以很多人都会到她的店里买东西，即使不买东西，他们也喜欢与奶奶聊聊天。可是，有些人在与奶奶聊天的过程中常常会抱怨连连，当他们发出抱怨的声音，奶奶就会刻意地让玛丽待在一边。

有一次，一位中年男人到店里买东西时，还没等奶奶与他打招呼，对方就满脸烦躁地说："这两天真是烦人，一直都是阴雨绵绵，害得我都无法在户外工作，这种鬼天气真让人的心情糟糕透了！"奶奶一边拿出他想要的物品，一边附和说："是啊，是啊……"后来，那个中年男子抱怨了十来分钟才离去。

又有一次，一位大妈来店里买东西时，她刚进门就向奶奶抱怨道："最近的生活太不如意了，孩子越来越淘气，非常不听话，孩子爸爸却总是在外面喝酒，也不好好挣钱，以后生活怎么过啊！”奶奶还是老样子，一边递给对方东西，一边附和道：“是啊，是啊……”

等到他们抱怨完离开后，奶奶便转身对旁边的小玛丽说：“孩子，你听到这些人抱怨的话了吗？其实，每个夜晚，不管是穷人还是富人都有可能在酣然入睡后就不会醒来。那些与世长辞的人在睡觉时也不会感到暖和的被窝已经变成了冰冷的棺椁，他们再也不会因为天气冷或热而抱怨一秒钟。所以，孩子，遇到任何事都不要抱怨，因为抱怨解决不了任何问题。如果你对现状不满，不妨试着改变它。如果改变不了，则调整自己的心态来面对。”

所以，玛丽一直牢记奶奶的话，不管遇到何种困难和挫折，她从来都不会抱怨什么，而是积极乐观地面对，并靠着自己的努力改变现状，从而做出了一番成就。

在现实生活中，很多人都会像上文中的中年男子和大妈那样因为天气或是一点小事而抱怨不已，从而让我们长时间沉浸在烦恼和不快中无法自拔。可是，天气并不会因为我们的抱怨而转好，孩子也不会因为我们的牢骚而变得听话，所以即使我们抱怨连连，也是于事无补，正确的做法是坦然面对、努力改变。

在日常生活和工作中，我们听到的最多的话可能就是抱怨了。通过抱怨能让我们的内心获得短暂的平衡，从而继续现有的生活，所以很多人越来越依赖抱怨，让其成为一种习惯，并成为生活和工作的一部分。生活中遇到各种琐事，抱怨；工作待遇不好，抱怨；领导没有做出正确的决策，抱怨……可以说，抱怨无处不在，但实际上抱怨解决不了任何问题，相反，它还会让问题变得复杂化，给我们带来消极的影响。

首先，抱怨会让我们产生诸多消极的情绪，从而会消损我们前进的动力，磨灭人的斗志。如果总是习惯于抱怨，就会让我们否定自己的主观能动性，深陷于抱怨中，不仅影响生活和工作，还会影响自己的心情和心态。

其次，抱怨还会影响我们的人际关系。在人际交往中，没有人愿意与心态负面、消极的人交往，更没人喜欢与发牢骚的人相处。如果一个人总是处于不良的情绪中，张口便是抱怨，势必会影响周围的人，从而会招来更多的抱怨。

因此，不管现实怎样，我们都不要一味地抱怨，而是要学会冷静地看待这个世界，审视自己，并靠自己的努力来改变现状。那么，如何才能不再抱怨，改变目前的状态呢？对此，有心理学家提出以下几点建议：

一是学会宽容待人。人与人之间总是无法避免各种摩擦和矛盾，所以难免会有不满。可是，只要不涉及原则问题，我们都应该学会宽容待人，不要因为一点小事而斤斤计较，更不要因为鸡毛蒜皮的事情而争论不休，甚至拳脚相加，不仅伤了和气，还会对他人造成伤害。

二是培养健康的兴趣。心理学家认为，兴趣是保持良好心理状态的重要条件之一。我们的兴趣越广泛，适应能力也就越强，心态就会越好。比如，在空闲的时间学习绘画、种花、舞蹈等。当我们培养出多种兴趣，就会发现我们的生活越来越充实、丰富，没有时间抱怨了。

三是设法做出改变。在日常生活和工作中，当我们遇到困难和挫折时，与其在那里抱怨连连，不如积极地改变自己，通过努力来突破自己目前的困局。因为抱怨只能暂时缓解内心的不满，却解决不了任何问题，更不会让我们成为赢家。

抱怨会让我们对幸福视而不见

有一个诗人非常有才华，长得气宇轩昂，而且家境很富裕。他有一个温柔漂亮的妻子和一个天真可爱的孩子，人生可谓是相当圆满了。不承想，他对此却很不满，声称上天对他太不公平，因此，常常逢人就抱怨不已。

有一天，他在路上遇到佛陀，向其大倒苦水。佛陀问他："年轻人，我可以帮你做什么吗？"诗人回答道："我想要一件东西，你能给我吗？"佛陀回答道："不管你要什么，我都会满足你的。"于是，诗人说："我想要幸福。"

佛陀听完，沉思片刻回答说："好的，我明白了。"说完，他就离开了。当诗人回到家中后发现，自己的一切都被佛陀带走了：英俊的容貌、智慧和才华，以及财产、妻子和孩子等。

两个月过后，当佛陀再次来到那位诗人的身边，他发现诗人已经变成了另外一个人：在街边像个乞丐一样，穿得邋里邋遢，饿得奄奄一息。见此情景，佛陀将诗人的一切又都归还给他，然后悄无声息地离开了。

一段时间过后，佛陀又来到了诗人的身边，诗人见到他后，带

着妻儿对他连连道谢。从此之后，诗人再也没有任何抱怨，而是踏踏实实地生活。

在日常生活中，可能很多人都像上文的诗人那样，对自己身边的幸福往往视而不见，总认为自己过得不快乐、不幸福，从而心生不满和抱怨，苦苦寻找幸福。有心理学家表示，其实生活就是如此，它无形中已经给了我们很多宝贵的东西，但我们却总是因为追逐的目光和抱怨的心理而不懂得驻足发现自己身边的幸福。只有在失去的时候，才发现它们是那么珍贵。

现如今，很多人的脚步变得越来越匆忙，忙着追寻、索取，却不知道暂停脚步，进行冷静的思考，而是一直被物质财富所奴役，总是抱怨生活过得不快乐、不幸福。诚然，物质财富是我们必需的，但如果我们不用心感受身边的幸福，就会一直活在抱怨中。正如印度佛教大师寂天所说："虽然有逃避苦难之心，他们却一头扎进苦海；虽然有求取幸福之心，却因痴之故，他们视如寇仇一样毁灭了幸福。"

其实很多人本来是很幸福的，但他们却总是抱怨不已，并仰望和羡慕他人的幸福。可是当我们羡慕他人的幸福时，回头却发现自己正在被他人仰望和羡慕着。因此，心理学家表示，其实生活并没有亏待我们，而是我们期望的太多，从而让我们对身边的幸福视而不见。

在美国西雅图有一个卖鱼的市场非常特别，很多顾客认为去那里买鱼是一种享受，因为那里的鱼贩们虽然每天都被难闻的鱼腥味包围着，但他们却总是面带笑容地工作，对顾客很有亲和力，从来没有听到他们发出半点怨言。不仅如此，他们在工作时兴致特别高，就像是配合默契的篮球队员，冰冻的鱼像篮球一样在空中飞来飞去，大家合作得非常好。

他们这种积极向上的工作态度让附近的居民都愿意到这里买鱼，并喜欢与那些鱼贩们一起聊天、吃饭，以感受他们的好心情。有时候甚至有公司的主管跑到这里来“取经”，想从他们那里得知如何才能提升团队的士气。

当媒体得知这件事后，特意来这里采访他们。当记者询问他们为何在充满鱼腥味的环境下还能保持高昂的情绪时，有鱼贩称，几年前，他们在这里工作也是毫无生气，每天都充斥着抱怨，诉说工作太辛苦。后来，大家认为与其无休止地抱怨，不如做出改变，仔细发现身边存在的幸福。于是，他们将卖鱼当成一件快乐、幸福的事，所以他们总是保持着好心情。

因此，我们还是尽早放弃自己的抱怨，抛开那些无谓的烦恼和杂念，用心感受和发现自己身边的美好事物，以摆脱抱怨的束缚，找到幸福的真谛。那么，如何摆脱抱怨的心理呢？对此，有心理学家为我们提出以下几点建议：

一是学会自我调节。我们之所以会产生诸多的抱怨，虽然与我们所遇到的不公平现象有很大关系，但也与个人的思想修养和认知方式有关。如果我们能够自我调节，抱怨的心理也就会渐渐消失。

所谓的自我调节就是自我调适、自我安慰，试着让自己冷静下来，对遇到的困境进行分析，找到化解的途径，这是克服抱怨心理的最好方法。比如，分析一下自己对问题的看法是否全面，有没有过于偏激；想一想有没有比抱怨更好的解决方法。

二是掌握好手中的“权力”。我们每个人就像是棋盘上的一个个棋子，不管我们是将还是兵，手中都有一定的权力，这与我们的社会角色是相符的，我们能够自我支配。如果在日常生活和工作中也像下棋那样，在走每一步前都进行一番深思熟虑的话，那么，我们手中的“权力”就会形成一种合力，从而有利于我们自身的发展。反之，如果我们不懂得运用这份“权力”，就会抱怨连连。

三是对个人的情感和行为负责。如果我们总将自己的情感、行为交给环境、他人的话，可能就会产生很多的怨恨和伤害，因为环境和他人不会满足我们的意愿。如果我们总是看他人的脸色行事，情绪就会受到环境和他人的左右，生活将充斥着抱怨、悲哀。因此，我们应该学会对自己的情感、行为负责，这样才能远离抱怨，摆脱抱怨的心理。

与其抱怨，不如直面现实

王伟是一名大学毕业生，毕业后他找到了一份不错的工作，同学、朋友听闻都打电话祝贺他。王伟也感到很开心，毕竟毕业没多久就找到称心的工作，确实是一件很高兴的事情，所以，他还请几个朋友吃了饭。

为了方便上下班，王伟特意在公司附近租了一间房子。起初，王伟的工作兴致非常高，每天都是第一个到公司，做事也很认真。可做了几个月后，他却变得异常烦躁起来，经常向同学、朋友抱怨公司诸多的不好，甚至抱怨部门领导很无能，总是做出一些不明智的决策。朋友听后劝说道："上班就是这样，总是会遇到各种不顺心的事情，抱怨是没有用的，你要学会直面现实，试着做出改变。"

可王伟却不听劝，没过多久就辞职了，而后找了一份他认为不错的工作，没过多久又重新搬了住处。但后来，他又对新公司的制度、同事感到不满，抱怨连连。没干两个月，再次辞职、找工作、搬家。

几年之中，王伟换了十几份工作，搬了好多次家，而其他同学和朋友却在一个岗位上干了好多年。与王伟相恋多年的女友，起初还安慰他，以为他真的没有遇到好的公司，但几次下来，她对王伟也非常不满，最后，她不得不向王伟下最后通牒：“我们在一起已经好几年了，可在几年里你工作换了十几个，你要一直这样下去吗？如果你遇到问题只是不停地抱怨，而不是做出改变的话，我真的在你身上看不到未来，如果你执意这样下去，我们还是分手吧。”

王伟听了女友的话，急忙承诺道：“我下次一定不会这样了，这份工作我一定好好做。”可没干几个月，他再次辞职了。最终，女友与他分了手。

在日常生活中，有些像王伟这样的人，只是一味地抱怨，而不直视问题，不做出改变，不珍惜目前的工作机会，总以为下一份工作会更好。在不停的抱怨中，他们失去了一份又一份工作，任凭自己的青春年华渐渐流逝，最终被快速发展的社会所淘汰。

在工作中，我们常常会听到这样的抱怨——“工作真是太无聊了，每天都是这些事情”“领导要求太苛刻了，工作做完不就行了吗”“面对这些繁杂的事情，我快要崩溃了”……有时候，抱怨确实能够得到一些人的宽慰之词，也会让我们内心的压力得到一定的缓解。可无休止的抱怨却让人的思想变得肤浅，对工作敷衍了事，最终，我们只会让自己的发展道路越来越窄，最终一事无成。所以，心理学家表示，不管何种工作，不管工作多么繁杂、琐碎，都需要认真对待。因为在工作中我们所获得的一切，都取决于我们的态度。

张柠是某公司的销售经理，每天都要穿梭在城市的大街小巷中。一天，他要到北京去谈生意，当他拦了一辆出租车坐进去后却发现，这辆车与其他出租车有很大的不同：车内相当干净、雅致，司机的笑容很亲切，这让张柠的心情顿时感到很好。

当车子发动时，司机温和地问张柠要不要开空调，在张柠应允后，司机将空调调至合适的温度；当司机发现张柠有些疲惫时，便询问他要不要听些轻缓的音乐；当路段比较拥堵时，司机则提醒他车里有最新的报纸和杂志。

这让张柠不禁感慨道："师傅，我可是第一次坐上这么舒心的出租车！很多出租车司机会对乘客抱怨连连，声称这份工作很辛苦，为什么你的服务态度这么好，而没有半点的抱怨呢？"司机师傅温和地回答道："其实以前我也是那样的。我做这份工作已经七八年了，刚开始感觉压力非常大，常常抱怨工作太辛苦，而且每天心情都很糟糕。直到有一天一位退休的老教授坐车时告诉我，'如果你总是因为抱怨而心情不顺，那么所有发生的事情你都会觉得倒霉透顶；如果你换一种心态和态度看待这些事情，做出一番改变，你可能就会感到不一样'。从那之后，我就不再抱怨，而是试着改变自己的心态和态度，果然，收获了更多的快乐。"

因此，当我们对生活和工作感到厌倦和不满时，与其抱怨不休，不如直面现实，试着做出改变，而不是将时间浪费在没有意义的牢骚和抱怨上。那么，究竟该如何做呢？有心理学家提出以下几点建议：

一是采取积极向上的态度。不管遇到何种困境，我们都应该采取积极向上的态度来面对，尽自己所能做好每一件事情。比如，当我们打牌时，虽然拿到手的都是烂牌，但与其在那里抱怨不已，不如尽自己所能，将手中的牌打好。

二是学会忍耐，并分析其中的原因。如果我们在工作中遇到挫折和困难就抱怨连连，长此以往，我们就会将抱怨当成一种习惯，难以抛弃。所以，在遇到不顺心的事情时我们要学会忍耐，并试着分析其中的原因。那么，以后再遇到同样的情况，我们就能更好地应对。

三是少抱怨环境，多改变自己。有心理学家表示，将时间浪费在抱怨上是人生最为悲哀的事情。抱怨他人的各种缺点，是我们不够豁达；抱怨孩子难以管教，是我们的方法太少；抱怨环境太差，是我们自己难以适应。

因此，我们不能对他人和环境提出太多的要求，而是要试着改变自己，让自己来适应环境，成为环境的主人，即学会利用现有的条件来打造自己，成就自己。正如瓦尔多·爱默生所说："如果我们知道怎样利用机遇的话，那么，我们所处的这个时代，就会和其他任何时代一样，是一个非常有利于自己发展的时代。"

感恩：关闭内心抱怨的“大门”

在招聘会上，因某公司的发展前景和待遇相当不错，所以很多应聘者都聚拢在这里。可是，经过几轮面试后，很多应聘者都被刷了下来，最终，在等候室中只剩下两个年轻人。

此时，一位精神饱满的面试官走了进来，他对这两个应聘者很满意，因为他们在前几轮的面试中表现得都不错，但公司只需要招聘一个人，所以，他决定从这两个优秀的应聘者中选择一个。于是，他单独约见了这两个人。

当与第一个年轻人见面时，他向对方提出这样一个问题：“你对之前的公司有怎样的评价呢？”年轻人听后，立刻抱怨道：“真是相当糟糕，公司的管理制度太混乱了，同事们工作的积极性也不高，每天都很懒散，而且我们部门的主管也没有管理才能，所做出的决策都相当不明智。在那个公司中，我做了一年就再也做不下去了，所以你很难想象我是如何在那个公司待了一年。”面试官听了蹙了蹙眉头，没再说什么，让那个年轻人出去了。

接着，他又开始面试第二个年轻人，所问的问题是一样的。对方听完问题后，回答道：“虽然我原来工作的公司规模比较小，管理也不是很规范，但我在那里工作却学到了不少东西，尤其是从部门领导、同事那里学到了很多工作技能，而且与其相处得很融洽。所以我很感激之前的公司，也让我更有勇气来面试贵公司。”面试官听了，满意地点了点头。

结果不言而喻，第二个年轻人被这家公司录取了。

在日常生活中，如果我们不懂得感恩，缺少感恩的心态，则会让我们的情感变得麻木，对生活和工作缺乏热情和认真负责的态度，从而变成冷漠无情的动物。就像上文中第一个年轻人，因为不懂得感恩，只会让面试官对其感到失望，其原本的出色表现也大打折扣。

一张桌子上有半杯水，有的人看见会抱怨道：“哎，真是可怜，怎么只有半杯水了？”而有的人看到则会惊喜地说：“啊！好难得啊，竟然还有半杯水呢！”这就是不同的人对同一事物的不同心态，前者因为抱怨而心生悲观情绪，而后者则是因为感恩而觉得很意外、很开心。在日常生活和工作中，很多人总是觉得自己活得比较累，从而抱怨连连，但有的人即使很辛苦，却觉得非常充实，这就是因为心态不同。

当我们在工作中遇到麻烦、不顺心的事情，我们不妨换个角度想想，如果我们能够将较为困难的事情都解决了、做好了，则表明我们的工作能力得到了提升，所以我们要感谢这些磨难。如果坚持以这种乐观、感恩的心态面对困难和挫折，用感恩的眼光看待一切，我们就会收获更多的机会和快乐。

《圣经》上有这样一句话："一生一世，都是恩惠。"所以我们应该感恩我们所拥有的一切，才不会对目前的生活和工作现状有所抱怨，才会发现自己的价值和优势，才会让我们周围充满温馨、快乐、动力，才会更积极、更乐观地面对各种困难和灾难。

在日本被称为"推销之神"的原一平最为推崇的就是"三恩主义"：社恩、佛恩和客恩。在推销保险的工作中，即使他被其他人尊称为"推销之神"，他也从不骄傲，从来不自以为是，而是处处谦虚以待，总是感谢公司对他的栽培，认为如果没有公司提供的平台，就没有今日的他，所以他非常尊敬公司，甚至在晚上睡觉的时候都不敢将自己的脚朝着公司的方向，这就是社恩。

他的成功除了艰苦奋斗，与川田董事长的栽培是分不开的，可他最为感谢的还是自己的启蒙恩师——吉田胜逞法师、伊藤道海法师，没有他们指点迷津，他或许仍然是一个无名的推销人员，这就是佛恩。而对与他合作的同事以及参保的客户，原一平也是心怀感恩，这就是客恩。

正是由于这份感恩之心，他在工作中从来没有任何抱怨，而且他还将自己的所得除了 10% 留给自己使用，其他的都回馈给公司和客户。由于他对公司和客户心怀感恩，处处都为公司的利益着想，为客户提供优质的服务，从而事业取得了巨大的成就。

人生在世，我们总是会经历各种失败、挫折，此时，我们不能一味地抱怨，因而变得消沉、萎靡不振，而是应该心怀感恩，让浮躁的心静下来，告诉自己跌倒了就重新爬起来。只有我们学会用感恩来关闭心中抱怨的“大门”，才能发现生活将会有神奇的改变。正如英国作家萨克雷所说：“生活就是一面镜子，你笑，它也笑；你哭，它也哭。”所以，学会感恩来歌唱生活，让我们对生活充满爱与希望。

用不抱怨回应逆境和绝望

乔杉非常喜欢音乐，特别是小提琴。可在国内学了一段时间后，他想要到维也纳去深造，毕竟那里是音乐之都，会让自己学习到更多的东西。于是，他凑足了出国的费用，到了举目无亲的维也纳。可当他站在异国他乡时，还是有些慌乱和沮丧，因为他所剩的钱根本无法进入学校深造。这让他感到自己的梦想是那么遥不可及。

可即使如此，他也没有感到绝望，没有抱怨命运不公，更没有停止前行的脚步，而是找到了一个挣钱的方法——街头卖艺。起初，他所挣的钱并没有多少，只能维持基本的生活，但这却给了他很大的动力。而在街头卖艺期间，他认识了一位琴手，这位琴手每次在收工的时候都会抱怨："咱们每天这么辛苦却挣这点钱，真不想再继续弹琴了。"但乔杉却劝说道："即使再怎么抱怨也无法解决问题，所以我们还是勇敢地面对这些困境吧。"但那位琴手却听不进去，依然在那里抱怨不停。

后来，他在一家大型商场附近发现了卖艺的黄金位置，于是，他将自己的"阵地"转移到了这里，并将那位琴手也带了过来。很快，他们就在这里挣到了不少钱，琴手每次挣完钱就会到酒吧或是其他地方玩乐，而乔杉则将钱存下来以做学费用。当他赚够了学费和生活费后便与那个琴手道了别，去学校深造了。

一晃5年过去了，有一天当乔杉有事经过曾经卖艺的商场附近时，发现那位琴手还在那里，而且表情还是像往常那样，满脸的不情愿，遇到相熟的人还会抱怨几句。当乔杉过去与其打招呼时，他寒暄了两句就开始抱怨最近钱越来越不好挣了。当他问乔杉在哪里拉小提琴时，乔杉说了一个很有名的音乐厅。琴手非常疑惑地问道："那里也可以让街头艺人去卖艺吗？"乔杉没有说什么，只是淡淡地笑了笑。

其实，此时的乔杉已经是一名优秀的小提琴演奏家，经常被邀请到有名的音乐厅演奏，也实现了他当初的梦想。

在人生道路上，我们总是会遇到各种困境，这是生活的一部分，如果我们一直盯着那些困难，看到的只有绝望，并让我们对此抱怨连连。可是，如果我们用不抱怨来回应这些逆境，勇敢地面对各种困难，就会从荆棘中开辟出一条康庄大道。正如培根所说："奇迹多是在厄运中出现的。"所以，我们应该学会用不抱怨来回应逆境和绝望，这样才能成为一名强者，才能取得成功。就像上文的乔杉，即使身处困境，也没有因此自怨自艾，而是勇敢地向逆境宣战，积极地付诸行动，最终实现了自己的梦想。

可在现实中，很多人都会将抱怨当成一种习惯。因为抱怨能够宣泄自己的情绪，也让自己的心灵暂时被麻醉，甚至将自己所遇到的困境、失败都归于外界因素。这样只会让我们深陷逆境的旋涡中，从而让我们更加沮丧、绝望。如同上文的琴手，一味地抱怨，而不懂得努力摆脱困境，所以 5 年过去了，他依然过着无望的生活。

大多数成功者都是从逆境中走出来的，因为他们在逆境中锻炼了品格，也激发了积极向上的勇气。当身处于逆境中，被逼得无路可退时，人们就会想办法进行自救，从而在无形之中取得成功。因此，当我们经历或大或小的坎坷、失败时，不要抱怨，也不要颓丧，更不要绝望，因为世界上没有绝望的处境，只有对处境绝望的人。只要勇敢面对，没有迈不过去的坎。

在法国南部有一个名叫帕里斯的人，他一直以制造玻璃为生。直到有一天，他看到一个相当精美的彩陶茶杯时，被其制作工艺所折服，并暗暗下决心，自己也要打造出这样美丽的彩陶。

他说做就做，在自己居住的地方建起了窑，并且从集市上买来很多陶罐，将其打碎后，一边摸索着一边试验如何烧制彩陶。他一做就是几年，碎陶片在一边堆得像小山，可是他期望打造出来的彩陶却仍然没有成功。此时的他已经入不敷出，但他并没有绝望，而是先回去重操旧业，赚了钱后再继续追求他的彩陶之梦。

这样又过了几年，窑旁边的碎陶片已经堆得像大山那么高了，但他仍然没有成功。此时，周围的人都认为他相当愚蠢，是一个名副其实的傻瓜，甚至连家人也埋怨他，抱怨他不好好生活，却将钱花在这些废陶罐上。即使如此，他依然没有动摇自己想要打造精美彩陶的信念，并默默地承受他人的耻笑和家人的抱怨。

有一次，他在烧制彩陶时，已经十几天都没有睡好觉了，白天黑夜都守在窑旁，因为彩陶马上就可以出窑了。当燃料不够时，他便将家中的栅栏、家具作为燃料，以免火停下来。本以为多年的心血终于有回报了，可此时他听到窑中发出“嘭”的一声。最终，所有的产品又全都成了次品。

再次的失败让他受到了巨大的打击，他感到颓废至极，也感受到了一丝绝望。当他独自一人在一望无际的田野中走了很久之后，心情渐渐得到了平复，然后他再次踏上自己的烧陶之旅。经过长达16 年的坚持，他最终成功了，但他并没有欢呼雀跃，而是相当平静地面对。现如今他的作品已成为稀世珍宝，很多艺术品收藏家都争相收藏。而他所烧制的彩陶瓦，也在法国的卢浮宫上闪耀着光辉。

所以，想要获得成功是相当不易的，帕里斯的成功秘诀就是在面对一次次失败时不断重新站起来，用不抱怨来回应逆境和绝望。正如西奥多·罗斯福所说：“最好的事情是敢于尝试所有可能的事，经历了一次次的失败后赢得荣誉和胜利。这远比与那些可怜的人们为伍好得多，那些人既没有享受过多少成功的喜悦，也没有体验过失败的痛苦，因为他们的生活暗淡无光，不知道什么是胜利，什么是失败。”

因此，身处逆境中，一味地抱怨和颓丧是解决不了任何问题的，那样只会让我们感到更加绝望。与其如此，不如用不抱怨来战胜困境。当我们经历困难和坎坷时将其当作是人生的馈赠，才能让我们从容地面对一切，才能保持积极的心态，从而更可能取得成功。

Part10

创造快乐：丰盈内心，塑造好心态

我们的人生是否感到快乐，关键是我们是否懂得知足，如果欲望太多太大，那我们永远都得不到满足和快乐。所以，在人生路上，我们要学会知足常乐，没有太多的苛求，才会获得更多的幸福和快乐。

用微笑面对生活

在非洲的一处火山附近有一个小村庄，一次火山爆发导致泥石流倾泻而下，迅速流向那个小村庄。房屋、农田、树木顷刻间就被摧毁了。此时，一个14岁的小女孩正在睡梦中，当她睁开双眼发现滚滚而来的泥石流时，她吓得不知所措。

当营救人员赶到时，泥石流已经没过了小女孩的身体，到达了她的胸部，只露出胸部以上及两只胳膊。营救人员看到这一情况也相当心急，不知该如何营救。附近的房屋都已经倒塌了，小女孩的父母也已经被泥石流夺去了生命，她是村子里为数不多的幸存者之一。对于那个女孩来说，由于她已经遍体鳞伤，每一次拉扯，都会对她的肉体造成更大的伤害。

这时，很多媒体记者也赶到了事发地点，并用摄像机对着她。那个小女孩始终咬着牙微笑着，没有叫一声疼，还不时挥着手臂向营救人员致谢，并用两只手臂做出表示胜利的“V”形。她相信救援队一定会将她救出去，所以她一直面带微笑。

而在一旁的营救人员不停地想着方案，但方案最终一一被否决了，因为他们根本无法将小女孩从泥石流中拯救出来。可她却自始至终挥着手，直到一点点被泥石流完全吞没。

直到她生命的最后一刻，小女孩的脸上也没有显现出一丝的痛苦，而是面带微笑，手臂一直保持着“V”形。那一刻，在场的所有人都含泪目睹了这悲惨的一幕。

这个穿透灵魂的微笑蕴含着震撼人心的力量，让一切困难犹如轻烟般飘散。生活本来就包含酸、甜、苦、辣、咸，重要的是我们如何面对，如何阐释。如果我们认为生活是美好的，那么，我们即使身处寒冷也能感到处处有温暖。所以，当我们用微笑来面对生活时，就会看到灿烂的阳光，迎接我们的也是欢声笑语。

在一家照相馆前，一个穷苦的妇人带着自己4岁的儿子从那里经过时，小男孩望着橱窗中很多漂亮小孩的照片羡慕不已。他一直趴在那里看着。看了很久之后，他向妈妈哀求道：“妈妈，你能带我去照一张像吗？”妈妈弯下腰，温和地对孩子说：“我们还是不要照了，你瞧我们的衣服太破旧了。”小男孩沉思片刻，抬起头对妈妈说：“妈妈，即使我的衣服很破旧，但我依然会面带微笑的。”

微笑，永远是我们生活中的阳光雨露，它具有一种神奇的力量，能够让人的心境安静平和；能化作春风，把快乐和希望吹到人的内心深处。人生在世，失败、痛苦、挫折都是无法避免的，但只要学会微笑面对生活，微笑面对失败，并从失败中总结经验教训，我们就会变得坚不可摧；用微笑面对痛苦，一切烦恼也会烟消云散。正如诗人杨万里所说："风力掀天浪打头，只须一笑不须愁。"

因此，我们应该学会微笑面对生活：微笑面对伤痛，伤痛便会悄然而去；微笑面对失败，失败就会成为我们前进的动力；微笑面对黑暗，黑暗则会激发我们走向光明；微笑面对过去，过去将会成就我们美好的未来。

微笑也是我们对生活的一种态度，与贫富、地位、处境没有必然的联系。一个腰缠万贯的人可能每天都会忧心忡忡，一个贫苦的穷人却可能每天都心情舒畅；一个身处顺境的人可能会愁眉不展，一个身处逆境的人可能会面带微笑。那么，如何学会微笑着面对生活呢？对此，有心理学家为我们提出以下几点建议：

一是调整自己的情绪。在日常生活中，很多人遇到一些困难和挫折时就会变得颓丧不已、不知所措，本来可以凭借自己的能力解决的问题，却因为掌控不好自己的情绪而让简单的事情变得复杂化。其实，当遇到棘手的问题时，我们控制好情绪，冷静地对待，把握事情的关键所在，就能将问题游刃有余地处理好。

二是每天给自己一个微笑。我们要学会用笑容改变这个世界，而不是让世界改变我们。如果我们每天都是神情冷漠、表情僵硬，即使有好事发生，看到镜子里的自己我们也不会感到快乐。所以，即使每天都要面对艰辛的生活，也要对着镜子翘起嘴角，给自己一个微笑。也许这样我们就会忘记悲伤、忘记烦恼。

三是用读书来充实自己。现如今，很多人都忙着玩手机、打游戏，从而让自己陷入一种躁动不安的生活状态中。但如果我们将这些时间用来多读书，充实自己，用知识的养分来滋补自己，那么，我们就不会感到那么无趣和焦躁，就会发现生活处处充满阳光。

懂得知足常乐

传说，八仙之一的张果老在成仙之后，每天都要到民间去转悠一圈，以帮助更多需要帮助的人。有一天，他来到一个村口，发现一对年迈的夫妇在那里卖水。于是，他走过去以买水为由与他们攀谈起来。在聊天的过程中，当张果老得知这对老夫妻生活非常贫困时，便想帮助他们。

他问那对老夫妻："你们有什么愿望呢？不妨说出来听听？"老妇人回答道："如果我们老两口能开个小酒馆卖酒的话，日子可能会好过一些。"张果老听后，拍着胸脯说："放心好了，这事包在我身上。在你们村附近的一座山顶上，有一块形状很奇特的大石头，模样有些像猴子。而在石头旁边则有三个泉眼，不过，现如今它们被厚厚的灰尘堵住了。你们明天可以到山上去将那些灰尘清理出来，清理干净后，泉眼就会自动流出酒来。"

说完，张果老还递给那对老夫妻一个葫芦，并对他们说："你们只需要将这个葫芦装满就可以了，它足够你们卖一天的。"

于是，那对老夫妻在第二天早早就上山了。他们按照张果老所说的找到了那块石头，并将泉眼打扫干净。果然，他们刚打扫干净，就有清醇的酒流了出来，并散发出浓浓的酒香。两个人看见美酒非常开心，装满一葫芦便下山去卖了。果然，一葫芦酒恰好可以卖一天。所以，他们每天都上山去打酒，然后在村口卖酒。不久，他们的日子渐渐好了起来。

一年过去了，张果老再次来到这个地方，想看看那对老夫妻过得怎样了。老夫妻见了张果老还没有说一句感谢的话，就向他抱怨道："虽然我们按照你教的办法找到了酒，并因为卖酒日子过得越来越好，可惜却没有酒糟来喂猪，如果有的话应该会更好一些。"张果老听了他们的话，为他们的不知足而摇头叹息，然后径直离开了。

从那之后，山上的泉眼便慢慢枯竭了，不管他们如何打扫干净，也没有浓香的酒从那里流出来了。没过多久，老夫妻又过上了贫苦的生活。

上文的老夫妻正是因为欲望太多、不懂得知足，才让他们的生活回到了原点，而现如今很多人都是因为过于贪心而让自己失去更多。如果过于看重眼前的利益，只会让人变得贪得无厌。著名作家刘墉对人类的贪婪刻画得非常细致："旅客车厢内拥挤不堪，无立足之地的人想，我要是有一块立足的地方就好了；有立足之地的人想，我要是能有一个边座就好了……直到有了卧铺的人还会想，这卧铺要是一个单独包厢就好了。"可见，人的欲望往往是无穷的，总是难以得到满足。所以，我们在日常生活和工作中，要懂得知足常乐，才会让内心感到更充实。

知足常乐能够让人身心健康。作家冰心曾说：“事因知足心常乐，人到无求品自高。”如果我们没有太多的欲望，就不会因为争夺名利而苦恼，也不会因为物欲而随波逐流，自然就会感到精神轻松，心理也会处于最佳的状态，从而能够预防心理疾病的发生，所以，身心自然会健康。有一位老人虽然已经103岁了，但他依然耳聪目明、思维敏捷。当有人问其长寿的秘诀是什么，他回答道：“内心清净自然就可以长寿。”简单的一句话却道出了知足常乐的前提——清心寡欲。

其实，所谓的清心寡欲就是让内心得以清静。正如《黄帝内经》所记载的“志闲而少欲、心安而不惧……是故美其食，任其服，乐其俗，高下不相慕”。只有我们对生活没有太多的奢求，才会更容易产生满足感和幸福感。古语有云：“能自得时还自乐，到无心处便无忧。”当我们心中无忧无虑，内心自然会常乐，身心才会更加健康。

明朝胡九韶家境非常贫困，虽然他一边辛苦地教学，一边努力在田间耕作，但仅仅只能做到一家人衣食温饱。可即使如此，每天黄昏时，他都会沐浴更衣，然后在门口焚香来跪拜上天，以感谢上天赐给他们的清福。妻子见此状，常常笑话他说：“我们每天都是以菜粥来饱腹，哪里说得上清福呢？”

胡九韶却回答道：“首先，我庆幸我们生活在一个太平盛世的年代，没有战乱，没有灾祸；其次我还庆幸我们一家人都有衣穿、有饭吃，从而不会让我们挨饿受冻；最后我还感到庆幸的是，我们家中没有病人，没有人在监狱中。这些难道不是清福吗？”

我们的人生是否感到快乐，关键是我们是否懂得知足，如果欲望太多太大，那我们永远都得不到满足和快乐。所以，在人生路上，我们要学会知足常乐，不要有太多的苛求，才会获得更多的幸福和快乐。那么，如何才能做到知足常乐呢？对此，有心理学家提出以下几点建议：

一是学会爱自己。心理学家表示，当我们所选的参照物不同时，其结果是大不相同的；我们只有学会爱自己，才不会与他人进行比较，心理也就不会失衡。这样即使我们穿着朴素的衣服，吃着粗茶淡饭，也会感到知足，也会幸福、快乐。

二是找准自己的位置。有句话说得好：“人摆错了地方就是垃圾。”这里的垃圾并不是说我们一文不值，而是我们所处的境地与我们的能力无关，这样即使我们有勇武之力，在这种境况下也毫无用武之地，从而对心理造成压力。因此，我们应该找准自己的位置，做与自己能力相匹配的事情，才会让我们感到快乐。

三是降低自己的物质需求。当我们降低自己的物质需求时，就会感到很满足，因为我们不需要太多的物质财富，就不需要参与激烈的竞争，从而会让我们感到呼吸的空气都是自由的，生活自然就会过得快乐、满足。

让赞美成为一种习惯

在一家书店中，一对中年夫妻在汽车修理类的书籍边停住了。中年男子拿起一本汽修类的书不停地翻看着。他的爱人看到这一情景，知道他想买那本书。可她翻看封面上的价格后，不禁咋舌道："啧，太贵了。"丈夫听了，似乎也感觉书有些贵，只好恋恋不舍地将书放了回去，再看看其他价格比较便宜的书。

这番情景被一旁年轻的店员看在眼里，他一边装作随手整理书籍，一边对那位中年女子说道："阿姨，您看看您找了多么好的一个男人啊！你们在找汽车修理类的图书，表明叔叔肯定会修理汽车，能文能武，真是了不起啊！现在哪还有这样的人啊。"那位中年女子听店员这么一说，腼腆地笑了笑。

接着，他又对中年男子说："叔叔，想必您做汽车修理的生意做得不错吧，看阿姨就能猜出来，对您肯定是相当支持。您瞧，还陪您来逛书店呢。所以，您娶到阿姨也是好福气。"中年男子边微笑边点头。

随后，店员拿起那本他们不舍得买的书，接着对中年女子说："阿姨，既然您这么支持叔叔，肯定也不会计较他再读几本专业的书。何况在家看书总比出去与其他人打牌好！您说对不对呢？”那位中年女子听了频频点头，然后默默地拿起店员手中的书翻了翻，对丈夫说：“如果你喜欢这本书的话就买下吧，再看看还需要其他的书吗？”

还未等中年男子回答，店员就立刻对他说：“叔叔，您以后可要好好对阿姨，瞧，阿姨多体贴您啊。”随后，他们两个人在书店又挑了两三本书，结完账后，中年女子挽着中年男子的胳膊，心情愉悦地走出了书店。

而这个店员正是由于运用这种独特的销售方式，每个月的业绩都是排名第一。因为他将赞美当成一种习惯，每次在赞美他人的同时，自己的内心也感到很快乐。

著名心理学家杰丝·蕾尔曾说：“对于人类的灵魂而言，称赞就如同阳光一样，没有它，我们便无法健康成长。不过，我们大部分人，只是敏于躲避他人的冷言冷语，而自己却吝于将赞许的阳光给予他人。”所以，我们要学会将赞美的阳光慷慨地赠送给他人，这样不仅鼓舞了对方，也愉悦了自己，何乐而不为呢？

世界上最为美好的声音就要数赞美了，它能够让我们乐观地面对生活，也是自我肯定的力量源泉。赞美的话语更像是一支神奇的魔法棒，能够改变很多人的命运。在南北战争刚刚开始时，北方联军总是被打得溃不成军。于是，林肯大胆地任用了一位名叫格兰特的将军，他是农民出身，而且每天都是不修边幅、言语粗俗，行为也很莽撞，更有人说他是一个嗜酒如命的酒鬼。

可林肯却看中了他打仗的本领，即使后来别人要求林肯撤了他的职，声称他喝酒喝得太多，但林肯却不以为然，并对格拉特赞美道："他总是能够打胜仗，如果我知道他喝的是哪种酒的话，我一定会将他所喝的那种酒赏给其他将军喝。"果然，格拉特没有辜负林肯对他的信任，在南北战争中立下了很多战功，表明他的确是一位了不起的将军。不仅如此，他后来还成为美国第十八任总统。

我们除了要学会赞美他人，也要学会赞美自己。当自己在学习或工作上取得进步时，不妨好好地赞美自己几句。有时候，这种赞美无须说出口，只要给自己一个会心的微笑，就会让我们感受到那份喜悦。在人生道路上，我们总是会遇到各种困难和挫折，从而让我们变得颓丧不已、裹足不前。既然不管结果怎样，我们都要面对，快乐要面对，苦闷也要面对，为何我们不选择快乐地面对呢？所以，当我们处于困境时，要学会不断地赞美自己，以让自己更乐观、快乐地面对生活。

当我们获得成功后，在赢得他人的鲜花和掌声时，回想自己所走过的道路，会发现不仅有自己的汗水、泪水，更有对自己的赞美和肯定。因为这份赞美让我们做事更有动力，更有力量不断前行。

著名作家马克·吐温曾说："只凭一句赞美的话，我可以多活三个月。"所以，人人都渴望能够得到他人的赞美，因为赞美是一种肯定、一种褒奖。在生活中，听到他人的赞美会让我们感到心情舒畅；在工作中，听到领导和同事的赞美会让我们工作更用心、更认真。那么，如何将赞美变成一种习惯？如何对他人进行赞美呢？对此，有心理学家提出以下几点建议：

一是赞美他人时要真诚、认真。言辞往往能够反映个人的心理，如果我们有口无心或者是说话的态度比较轻率，就会让对方产生不愉快；反之，当我们真诚而自然地说一些赞美的话语时，对方会感受到它与一般的客套是不同的，自然会感到身心愉悦。

二是赞美他人要恰如其分。如果在赞美他人时，讲出与现实差距很远的话，立刻会被他人识破。比如，当我们称赞一个皮肤比较暗的人“你的皮肤真的很白啊”时，对方肯定心里不快，认为我们在说讽刺的话。可是，如果我们说“你的皮肤看起来很健康”，其效果就不一样了。

三是赞美要具体，不能过于笼统。如果我们过于笼统地赞美他人，只会让对方感到赞美太宽泛了。比如，当别人英语口语说得特别棒时，我们可以赞美对方：“你的口语说得太流利、太纯正了！”而不要笼统地说：“你真是太优秀了。”

学会珍惜当下的幸福

在一个寺庙中，有一只蜘蛛在寺庙的横梁上结了一张网。在这里修炼了一千年后，蜘蛛的佛性也增加了不少。有一天，当佛祖来到这座庙中，发现了横梁上的蜘蛛，就对它说：“你我在此相识也是有缘，既然你修炼了一千年，我就来问你一个问题吧。”蜘蛛听了很开心地答应了。佛祖问道：“你认为世上最珍贵的是什么呢？”蜘蛛听后想了想回答道：“最珍贵的莫过于‘得不到’和‘已失去’。”佛祖没有说什么便离开了。

又过去了一千年，蜘蛛仍然在此修炼。一天，佛祖再次来到寺庙对蜘蛛说：“一千年前我问你的问题，你现在有什么新的认识吗？”蜘蛛仍然回答：“世上最珍贵的就是‘得不到’和‘已失去’。”佛祖对它说：“你再想想，我会再来找你的。”

又过了一千年，突然有一天刮起了大风，风将树上一滴甘露吹到了蜘蛛网上。看着晶莹剔透的露珠，蜘蛛心中充满了爱意，每天看着甘露，它感到很快乐、很幸福，认为这是自己修行三千年来最快乐的时间。可不曾想，一天又刮起了大风，将甘露吹掉了，这让蜘蛛的内心感到很失落和难过。

此时，佛祖又来了，问了蜘蛛同样的问题，可蜘蛛依然回答："世上最珍贵的就是'得不到'和'已失去'。"于是，佛祖对它说："那你不妨去人间走一趟吧。"随后，蜘蛛就在一个官宦的家庭中投胎了，成了一位千金小姐，父母为其取名蛛儿。很快，蛛儿就成了亭亭玉立的少女。

有一天，皇帝为新科状元甘鹿举行庆功宴，城中的很多少女都来参加，其中也包括蛛儿以及皇帝的小公主长风。状元在宴席上表演个人才艺，让在场的少女为之倾倒。但蛛儿却并不紧张，她认为这是佛祖赐给她的姻缘，她必然会和甘鹿在一起的。

没过多久，蛛儿陪母亲拜佛时遇到了甘鹿也陪同母亲上山，当两位长者在说话时，蛛儿与甘鹿则在一旁聊天。这让蛛儿感到很开心，终于可以与喜欢的人在一起了。可甘鹿并没有表现得过于欣喜，当蛛儿问他是否记得她时，甘鹿声称自己并不认识她。随后，他便与母亲离开了，这让蛛儿感到很失落。

一个月过后，蛛儿得到一个震惊的消息：甘鹿要与皇帝的小公主长风成亲。她伤心欲绝，也想不通，为何佛祖安排自己有这份姻缘，却是这样的结果。几天后，她因为太过伤心，再加上不吃不喝，生命危在旦夕。太子芝草听闻这一消息，急忙来看她，并向其告白。原来在那场宴会上，他对蛛儿一见钟情。如果蛛儿活不了，他也会随她而去。说完，太子就要自刎。

此时，佛祖现身了，他对蛛儿即将出窍的灵魂说："其实，甘露（甘鹿）的出现是由于风（长风公主），所以它是属于风的，它只是你生命中的过客。而芝草则是寺庙门前的一棵小草，它一直注视了你三千年，爱慕了你三千年，可你从没有低头看它一眼。现如今，你知道世上最珍贵的东西是什么了吗？”蛛儿听了，立刻感到大彻大悟，她回答道：“世上最珍贵的就是珍惜和把握当下。”刚说完，佛祖就不见了，蛛儿的灵魂也回到身体中，她睁开眼，看到即将自刎的太子，立刻起身将剑打掉，与太子紧紧相拥在一起……

释迦牟尼曾说：“不悲过去，非贪未来，心系当下，由此安详。”所以我们只有学会活在当下，珍惜当下，才是最明智的，才会活得更加安详、自在、舒坦、快乐。可是，现如今很多人总是让自己的思绪沉浸在过去和将来：前两天做的噩梦真是让人心有余悸；下周的考试如果考砸了怎么办；这个月的销售业绩如果不达标如何是好……

正是因为我们有思虑不完的事情，所以才让我们很难活在当下，从而让我们变得焦虑不安。

有一对夫妻生活过得不错，但他们总是会为将来的事而担心发愁，所以一想到将来，他们就会感到不安、烦恼。一天，两个人又在忧心忡忡地考虑将来的一些事情。丈夫对妻子说：“如果我们养一群羊就好了，生活可能过得更好一些。”妻子也附和道：“是啊，羊生下小羊仔可以拿到集市上去卖，而一些不能动弹的羊则可以送到屠宰场，然后我们可以将羊肉送给一些亲戚朋友。”

丈夫听了训斥道：“怎么可以随意送人，那些东西依然可以拿到集市上卖啊。你真是太不会过日子了。”妻子做了一番解释，但丈夫不听，两个人因此而出现争执。由于他们的争吵声音过大，附近的邻居听到声响前来一探究竟。当邻居得知事情的始末后，无奈地笑了，他拿起门口的一根棍子在一旁挥舞着。那对夫妻很不解，问他在那里干什么。

邻居回答道：“我在将你们家的羊赶走啊，否则它们会跑到我的菜园中偷吃菜。”那对夫妻不解地说：“怎么会，你们家根本就没有地来开垦菜园啊。”邻居不紧不慢地说：“现在虽然没有，但以后有了地我就会开垦一片菜园。”那对夫妻听了，顿时明白了邻居的意思，不好意思地低下了头，他们因为没有发生的事情而起争执，真是相当可笑。

在现实生活中，我们所担忧的事情大多是不会发生的，对于那些还未发生的事情我们为何要在内心忧虑不已呢？因此，心理学家表示，我们应该学会珍惜当下，专注做好眼前的事情才是最重要的，才会让内心更坦然。

有一个人叫戴维·斯坦，在二战后期时他曾在德国居住一段时间，当时的生活是相当艰难的，往往是吃了上顿没有下顿。有时候他会为了接一罐水而在街上排很长的队，不仅要花很长的时间，而且随时有可能遇到炸弹的袭击。

后来，他的朋友得知这件事后问他，在当时的条件下是否感到焦虑和恐慌，他却回答道：“其实，我当时并没有感到焦虑，我反而感到那段日子是最为快乐的，因为我对未来不抱任何希望，所做的事情就是活一天是一天，快乐一天是一天。”

正是由于这种活在当下、珍惜当下的生活态度，才让人有一种幸福感。试问，如果我们不珍惜当下的生活，还谈什么未来呢？所以既然明天还没有到来，我们还是安然地活在当下吧。那么，如何才能珍惜当下的幸福呢？对此，有心理学家提出以下几点建议：

一是好好地对待身边的亲朋好友。珍惜当下的幸福就是要好好地对待身边的人，比如亲近的好友、家人等。当我们厚待他们的时候，不仅让对方感到幸福，我们内心也会感到很快乐。

二是少接触负面的信息，多接收一些积极的信息。如果我们被负面的信息或事务所缠绕，只会让我们变得越来越消极，变得越来越焦虑不安，而多接触一些积极向上的信息，则会在无形中让我们养成乐观的心态。

三是多做一些有意义的事情或活动。不要总是沉浸在电视和游戏中，而是积极地做一些有意义的事情或活动。比如，看书、参加体育锻炼等。

幽默：充满欢乐与笑声的良药

在某个地方突然发生了七级地震，很多人都因此而丧生，有人即使被救援人员救出来，也浑身是伤。可即使如此，在一些人的脸上并没有表现出痛苦和悲怆，而是乐观地面对现实。

当救援人员在某个地方进行救援时，发现有一个人已经被埋了五六个小时。当救援人员将其救出来后，他的意识依然很清楚。当他看到有记者背着笔记本电脑经过时，他居然将自己的伤痛放在一边，主动与记者招呼，而且还问记者："你的电脑能不能上网呢？"当记者回答"能"时，他竟接着说："那你可不可以帮我看看大盘有没有涨呢？"

当时，周围的救援人员以及记者都被他乐观的态度所感染，被他幽默的话逗乐了，也让大家更加乐观地面对这场灾难。

而在另外一个震区，当外国的救援队救出一名幸存者，记者采访其感受时，他想了半天回答道："这场地震真是太凶险了，我还以为把我震到国外去了呢！"在场的人听后无不展露出笑颜。

著名科学家爱因斯坦曾说："只要我们活着，我们就要保持幽默感。”在日常生活中，幽默就像是不可或缺的调味剂，调剂着我们的精神生活，调节我们的紧张情绪。它是让人们摆脱心理困境的最好方法，也是积极自救的有效途径。当我们身处困境中，幽默就成了带来欢乐和笑声的良药，让我们变得更加乐观。有的科学家则将幽默称为“心理按摩”，因为它能调节人们的心理平衡，是促进心理健康的良方，发挥着心理按摩的作用，从而让我们变得更加乐观、从容。

有一个年轻人一直想买一辆摩托车，后来，他终于攒够了钱买了一辆非常气派的摩托车。可谁知，刚买来第一天将其停在路口时就被撞了。附近的人得知他的摩托车是新买的都深感可惜，可年轻人却说：“我以前总是说‘如果有一天能让我有一辆摩托车就好了’，现如今我真的有一辆了，而且真的只有一天呢！”附近的人听了都哈哈大笑起来。

对于年轻人而言，新买的车被撞是相当让人气恼的，可他却没有将事情看得很重，而是用幽默来化解内心的不愉快。的确，在生活中添加一剂幽默的调味料，会让我们的生活变得更加有滋有味。

幽默是人际关系的润滑剂。在人际交往中，我们可以用幽默来化解矛盾，消除敌对的情绪，这样不仅可以让我们免受紧张不安、烦躁等不良情绪的侵害，还能更好地表达我们的意见，彰显出我们豁达、大度的修养。

布朗夫人在自己居住的地方开垦了一个小菜园，并在里面种植了一些蔬菜。一段时间后，蔬菜长势非常好，她非常开心，因为马上就可以有青菜吃了。可第二天，当她正准备去菜园采摘青菜时，却发现邻居家的一群鸡正在吃青菜。所有的青菜都被那群鸡吃完了，这让布朗夫人感到相当失落和难过。邻居得知这件事也深感内疚，但却无法挽回。马上就要过圣诞节了，邻居给布朗夫人送来一件东西。布朗夫人打开后发现里面是一只烤鸡，上面附有一张纸条，写着："请享用您的蔬菜吧！"

幽默是一种智慧、随机应变的表现。英国著名作家狄更斯非常喜欢钓鱼，有一天，他正坐在河边钓鱼时，一个陌生的男子走了过来，询问道："先生，您是在这里钓鱼吗？"狄更斯不假思索地回答道："是啊，我今天钓了半天也没有钓到一条，可昨天我却在这里钓了 15 条鱼。"陌生人反问道："是吗？那你是否知道我是谁呢？我是这里的管理人员，这条河是禁止钓鱼的！"说完，那人便从口袋中拿出罚款单，准备写下对方的名字和具体的罚款金额。

见到这个情况，狄更斯立刻反问对方："你知道我是谁吗？"管理员摇了摇头，狄更斯回答道："我是作家狄更斯，你不能向我罚款，因为我的职业就是虚构故事。"

正如苏联作家普里什文所说："生活中没有哲学，还可以对付过去，而没有幽默，则只有愚蠢的人才能生存。"所以，幽默在我们的生活中是不可或缺的，它是一种精神消毒剂，能够帮助我们走出心理困境，让紧张和窘迫的局面变得轻松，让自己和周围的人变得快乐起来。那么，如何培养自己的幽默感呢？对此，有心理学家提出以下几点建议：

一是养成记录幽默故事的习惯。我们不妨在自己身边备一个小本子，当发现风趣的故事后就将其记录下来，并进行润色，使之成为自己独特的幽默段子。

二是学会转换自己的思维。如果总是墨守成规，是很难发挥幽默才华的。所以，我们不妨试着转换自己的思维或是改变自己的讲话方式，并培养自己丰富的想象力，可能就会产生意想不到的效果。

三是提高自己的知识水平。幽默是一种智慧的体现，它是建立在丰富的知识基础上的。所以，要想培养幽默感需要多充实自己，多从书籍中汲取更多的知识。

放下包袱，清扫心灵垃圾

他被称为绿茵场上的“外星人”，其球技相当精湛，让很多球迷为之疯狂；他被誉为让全世界所有后卫都头疼不已的前锋，他在球场上带球的速度非常快，而且射门也是相当准确。总体而言，他是一个相当霸气的球员。可没承想，这位称霸球场的运动员曾因为心灵上的包袱——自己的龅牙而深受其扰。

起初，当他刚开始踢球时总是因为突出的龅牙而极其不自信，担心会被观众发现嘲笑自己，所以他每次上场都会紧紧地闭着嘴巴。因为这件事导致他内心承受着很大的负担，也正因为如此，他总是难以发挥出自己真正的实力。

直到有一天，在参加一场足球比赛的时候，教练发现了他的这一“心病”。其实，教练深知他在足球方面是很有实力的，可他却因为放不下内心的包袱而无法正常发挥自己的球技。于是，教练将他换下场，语重心长地对他说：“在球场上，不管内心有什么包袱和杂念都要将其抛弃，全心放在球上。其实，你的龅牙并不是什么大不了的事情，这是天生的，又不是你的个人问题。如果你在球场上总是闭着嘴巴，那将如何呼吸呢？如何畅快地在球场上驰骋呢？

如果你不想让观众注意你的龅牙，最好的方法并不是将其隐藏起来，而是让观众注意你的球技。”

教练的一席话顿时让他如醍醐灌顶，从此以后，他开始放下内心的包袱，在球场上，他不再在意自己的龅牙，而是全身心地专注于踢球。慢慢地，他在球场上犹如鱼在水中一样欢快、自由，球技果然突飞猛进。在17岁的时候，他被选入了巴西国家队，与队员们赢得了世界杯；在20岁的时候，他被誉为“足球先生”。他就是罗纳尔多·路易斯·纳扎里奥·达·利马，因为精湛的球技而让世人都认识他。后来，很多喜欢他的女球迷都认为他的龅牙很可爱、很迷人。

在日常生活中，可能有些人也会像罗纳尔多那样因为自己的“龅牙”或是长相，抑或是某个缺陷而过于在意，从而让自己一直背负着沉重的心理包袱，变得焦虑、心烦、紧张等，让心灵长期受到困扰，最终丧失对生活的自信和热情。其实，那些不顺心的经历总是在所难免的，我们要试着将其放下，就像罗纳尔多的教练所说的那样，“将内心的包袱和杂念都抛弃掉”，才能避免它们成为束缚我们前行的枷锁。

有人曾说：“人是最会制造垃圾污染自己的动物之一。”的确，每天在大街小巷我们总会看到成堆的垃圾，不过有形的垃圾易被清理，可内心的无形垃圾，比如烦恼、痛苦、忧愁等却不易清扫。因为我们会出于各种担心和顾虑而不愿去清扫这些“垃圾”。

在一个城堡中，有一个漂亮的公主，她的金色头发非常漂亮，而且相当长，犹如金色的瀑布。可是，她从小就被一个老巫婆囚禁在古堡中，而且老巫婆总是念叨她长得很丑，所以，公主一直以为自己长得很丑。可有一次，当她站在窗前欣赏外面的美景时，却被一位英俊的王子看到了，他被公主的漂亮长发所吸引，更被其美貌震惊，他每天都会故意来到这里看公主。而公主也从王子的眼中看到了自己漂亮的容貌，也看到了自由和未来。于是，她将头发放下去，让王子攀爬到古堡上，以将自己解救出去。

其实，囚禁公主的不是城堡，正是她自己，而那个老巫婆则是她内心迷失的魔咒。由于她心中的“魔”筑起了一堵厚厚的高墙，认为自己长得丑，从而不愿见人，一直将自己囚禁在城堡中。很多人不正是如此吗？由于各种烦恼和不快而将自己捆绑、囚禁起来。其实，只要动手砸烂这些心灵的枷锁，清扫内心的垃圾，就会让我们的内心丰盈、快乐起来。

正如著名作家史铁生所说：“心灵的房间，不打扫就会落满灰尘。蒙尘的心，会变得灰色和迷茫。我们每天都要经历很多事情，开心的，不开心的，都在心里安家落户。心里的事情一多，就会变得杂乱无序，然后心也跟着乱起来。有些痛苦的情绪和不愉快的记忆，如果充斥在心里，就会使人萎靡不振。所以，扫地除尘，能够使黯然的心变得亮堂；把事情理清楚，才能告别烦乱；把一些无谓的痛苦扔掉，快乐就有了更多更大的空间。”

那么，如何放下内心的包袱，清扫心灵的垃圾呢？对此，有心理学家提出以下几点建议：

一是有选择性地遗忘消极的情绪和体验。有心理学家表示，过去的记忆在人们的生活中是不可缺少的，但如果有意无意地抛掉那些消极的情绪和体验，将会有效地保护我们的心灵。

比如，美国红十字会负责人克拉克·巴顿曾有一次不开心的经历，在一次聚会中，有朋友无意间谈起那件事，但巴顿女士却已经想不起来了。她表示，因为这件事留给自己不好的情绪体验，所以当时她就告诉自己要下定决心忘记它。

二是让乐观主宰自己。心理学家表示，当我们乐观地面对困境，用积极的心态看待任何问题时，内心的垃圾和包袱就会自然被清理，阳光也就会照进心灵。

三是养成排解烦恼、不快的习惯。如果内心的烦恼不及时排解，让其郁积在心中，不仅会影响自己的身心健康，还会影响周围的人。所以，不妨尝试养成一种排解烦恼的习惯，将烦恼放在“心灵”的外面，让它如同离开生长的土壤一样消失，将其彻底清扫出去。比如，试着练习微笑，不只是纯粹地拼凑我们的面部表情，而是努力地调节我们的心情，让心情变得更加快乐。